病態がわかる
肺聴診学

読む肺音
視る肺音

第2版

岡 三喜男

川崎医科大学
免疫腫瘍学 特任教授

金原出版株式会社

本書の特徴とWebコンテンツの利用法

・本書は聴診器の原理や選び方・使い方，肺音の病的意義といった基本的な内容はもちろん，頸部聴診法，肺聴診による重症度の判定など，これまでにない実践的な肺聴診について解説しています。
・またWebコンテンツと併用することで，肺聴診学への理解をより深めることができます。ぜひご活用ください。

【Webコンテンツの利用法】
・下記の金原出版ホームページ内の読者サポートサイトにアクセスのうえ，ご利用ください。サイトへのログインにはパスワードが必要です。

> URL：https://ssl.kanehara-shuppan.co.jp/support-top/haionver2/

＊金原出版HP→読者サポート→「読む肺音 視る肺音 第2版」でもアクセスできます

> パスワード：utqasd6　　＊半角小文字

①本書の各部を読む前に，Web講義動画を視聴することでよりスムーズに内容を理解できます。
②本書で解説する 🔊web のマークのついた肺音は，Webサイトにて再生・ダウンロードができます。肺音のデジタル解析画像（肺音図）を視て，正常の呼吸音と異常な肺音を聴き比べることで特徴と鑑別が学べます。
③本書を通読したら，巻末の確認問題にチャレンジしましょう。知識の再確認と整理ができます。また症例問題は実地での肺聴診のトレーニングになります。

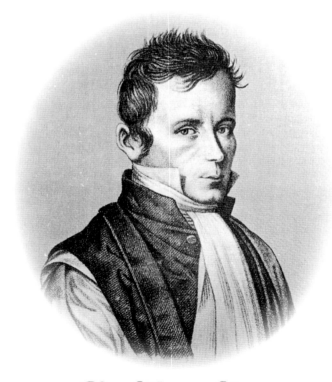

René Théophile Laënnec

これから肺聴診学を学ぶ人，教える人のために

　このたび，本書は読者からの幅広い意見を参考に改訂しました。私の肺聴診法，頸部聴診法，肺聴診による重症度の判定，確認問題など，より実践的かつ効率的に肺聴診学を習得するためです。特に私の肺聴診の講演を聴かれた読者から，講演後に読むとわかりやすいとの声をいただき，改訂版ではWeb動画による講義と読本を一体化させました。

　本書では，最初に収録された肺音をダウンロードし，正常の呼吸音と異常な肺音を聴き比べ，異常とは何かを体感します。次に読みたい項目の講義を視聴し，内容の概略をつかみます。そして順次にすべてを精読することで，各肺音の発生機序を臨床解剖学，臨床生理学，および音響学から学びます。最後に，医療面接と聴診所見から異常な肺音の病態を考え，的確な臨床診断へ迫っていきます。これら一連の過程こそが「肺聴診学」です。

　本書は6年前の発刊以来，多くの医療系の学生，医療人，教育人に愛読していただきました。Webから肺音をダウンロードして聴いて，視るという斬新な企画によって，いつしか肺聴診のバイブルとなりました。本書が医学教育と医療，さらに病める人に少しでもお役に立てたことを嬉しく思っています。

　また本書によって，学びたくても学べない子ども達へ教育支援をしてきました。昔から，日本人は治療することを「手当する」といい，それは医療人が「患者に手を当てる」ことに他なりません。現代において身近で簡便な「患者に聴診器を当てる」ことは，まさに手当そのものです。将来，医療に関わる人達には，初めて聴診器に触れるときから，肺聴診学を学んで欲しいと願っています。

　一方，いまだ医療現場と学会発表では，呼吸音と肺音を混同し，「肺雑」や「狭窄音」などの私的な造語が使用されているのも事実です。チーム医療が重視されるなか，実地医療では共通の医学用語を使い，チーム内で患者情報を共有することが求められます。また近年，急速に人工知能（AI）が医療に導入されつつありますが，呼吸器疾患においてはアナログな医療面接とデジタル化した肺音から，人工知能で的確に臨床診断するのはまだ難しい現状にあります。そこで医学教育の中に「肺聴診学」を開講し，正しい肺聴診学を教育すべきです。ラエネックが木製聴胸器を考案し，1819年に肺聴診学を確立してから200年を経て，いま情報通信技術を駆使した「現代版 肺聴診学」が登場し，さらに進化することを期待しています。

　ここで肺音解析ソフト（最新版SmartLSA）を開発された国立病院機構福岡病院の中野 博先生に，あらためて敬意と感謝を申し上げます。最後に，肺音収録にご協力いただいたみなさま，出版にご尽力いただいた金原出版の方々に厚く御礼申し上げます。

　2020年4月

　　　　　　　　　　　　　　　　　　　　　　　　　　　　　　　岡　三喜男

初版の序〜発刊にあたって〜

「読む肺音 視る肺音─病態がわかる肺聴診学」は，これから聴診器を手にする人達のために執筆しました。また，この本は医学教育に携わる人の聴診器と肺音への理解を深めることを目的としています。若い人達が実習の現場でもち歩き医療面接を基に，肺音の発生機序から聴診音を理解し，聴診音から病態を推察する思考過程を手助けするように配慮しています。肺音に耳を澄ますと呼吸音の発生機序から，呼吸を営む肺の驚異的な構造がみえてきます。

身体診察には五感を鋭く働かせることが重要です。聴診器は科学が進歩した今も医療人が最初に手にする診療器具ですが，その構造と特性，肺音の発生機序と伝播について学ぶ機会がありませんでした。身近な肺聴診に関して「読む，視る，聴く」教育資材は乏しく，1985年の「肺の聴診に関する国際シンポジウム」での肺音分類も未だ十分に普及していないのが現状です。その理由は，これまで肺聴診の教育と習得は，呼吸生理学，音響学，流体音工学の科学的な成果を考慮しない経験的なものになっていたからです。近年の画像診断の進歩と相俟って，さらに肺聴診が軽視されていることは否めません。多くの教育者や臨床医は科学的な根拠がない経験的な知識だけで，曖昧な肺聴診での教育と診療を行っていたように感じられます。呼吸器疾患には，画像所見だけで診断できないものが多数あります。実地医療では，聴診によってごく初期の肺炎を発見し，聴診所見の変化で処方を変更することもしばしば経験します。本書は，身近で手軽な診療器具である聴診器を生涯にわたって，有効に活用するためのものです。

1816年，仏国の臨床病理学者ラエネックは子供たちが遊ぶ姿から木製聴胸器（聴診器）を考案，1819年に聴診所見と病理所見を対比して「間接聴診法」を著し，肺聴診学を確立しました。私の母校，1857年創立の長崎大学医学部にある長崎大学附属図書館医学分館には，日本最古のラエネック型木製聴胸器が保存されています。この聴胸器は1848年，日本へ種痘をもたらした出島商館医オットー・モーニッケが欧州から長崎の出島へ持参したものです。この地から日本の西洋医学教育，種痘，そして肺聴診学が始まりました。ここにラエネックの木製聴胸器から約200年を経て，改めて彼の偉業を称え，未来を担う若い医療人のため現代版「肺聴診学」を著しました。

より完成した肺聴診学の実学書をめざして，皆様からのご意見を求めています。川崎医科大学呼吸器内科ホームページへ忌憚のないご意見をお寄せください。この現代版「肺聴診学」が多くの方に使われ，聴診技の向上と何よりも病める人達のため大いに役立つことを願っています。

最後に，多忙な診療の中で聴診音の収録に協力いただいた教室員の皆様，肺音解析ソフトEasyLSAの使用を快諾して頂いた国立病院機構福岡病院の中野 博先生に厚く御礼申し上げます。

2014年4月

岡　三喜男

目 次 ——————————————— Contents

I部 気管支と気流

① 気管支の分岐と構造

　気管と気管支は，酸素を含む空気を口や鼻からガス交換の場である肺胞まで運ぶ機能を担っている。

　呼吸を行う肺の構造は，青々と葉をつけた大樹を逆位にしたものを想像すれば理解しやすい（図1）。大地から伸びる太い幹は気管に相当し，幹から分岐する枝は気管支，枝先にある無数の葉は肺胞に相当する。樹木のように気管支が分岐をしていく状態を気管支樹（bronchial tree）ともいう。

　肺の全容積は約4〜5L，その90％以上を約3〜5億個の肺胞，残り約10％をガス交換には直接関係しない単なる空気の通り道である導管領域，すなわち気管，気管支が占めている。肺胞の数は約5億個にも及び，全肺胞を広げるとその面積はテニスコート約半分（100〜140m²）にもなる。肺は小型庫に収納した無数の肺胞を最大限に広げて，空気中に含まれる酸素を効率よく体内に取り入れ，その一方で二酸化炭素を体外へ排出し，

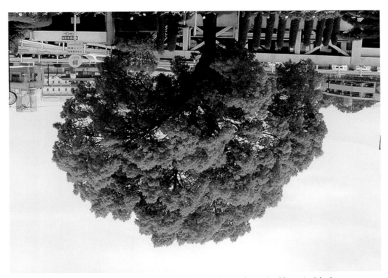

図1　長崎大学病院 玄関前に立つ青々と茂った楠木
上下を逆にし，気管支樹のイメージを表している。大樹の幹は気管，枝は気管支，葉は肺胞に相当する。

1

外呼吸とよばれている。この驚異的な構造が我々の生命を維持している。

　気管支の分岐は，樹木でいえば幹となる気管を0次とし，左右の主気管支を1次気管支（1回分岐）とする。気管支は肺胞に達するまでに平均23回分岐し（18〜30回分岐），分岐する毎に細く短くなる（**図2**）。分岐回数に大きな幅があるのは，胸郭内の場所により，主気管支から肺野末梢までの距離がさまざまであるためである。この間，気管から終末細気管支（16次分岐）までが空気の通り道にすぎない導管領域となる。そしてガス交換に関与する領域として，呼吸細気管支（17次分岐）からまばらに肺胞が付いて，肺胞に至るが，これらの部位を移行領域と呼吸領域という。

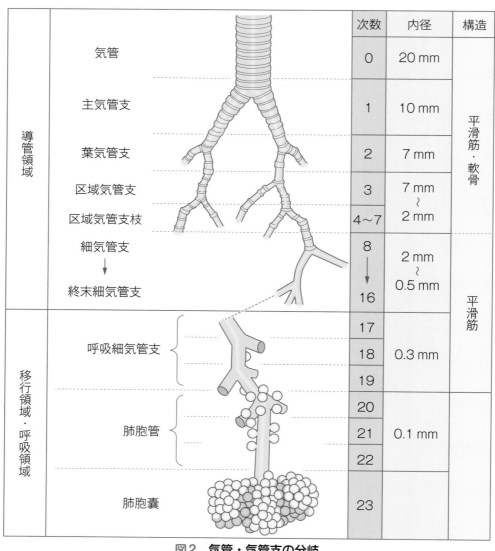

図2　気管・気管支の分岐

small airway：軟骨をもたない2mm以下の細気管支

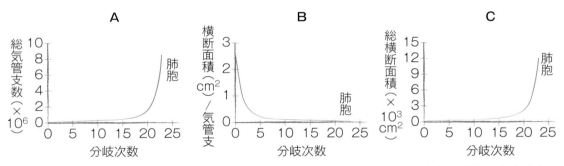

気管支が分岐する毎に気管支数は倍々形式で増加し，横断面積の総和は指数関数的に大きくなる

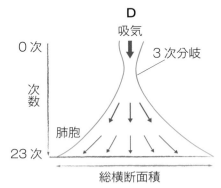

図3　気管支の分岐と横断面積

　導管領域には肺胞がなく，ガス交換能がないため解剖学的死腔となり，上気道から終末細気管支まで約150mLの容積がある。気管支壁の構造は，気管から区域気管支枝までは軟骨を有し，呼吸細気管支（径0.3mm）までは平滑筋を有している（図2）。内径2mm以下の細気管支（8次分岐以下）では軟骨と気管支腺がなく，終末細気管支（径0.5mm）まではリンパ管が存在している。

　気管支分岐の利点は，前述のように肺内に無数の肺胞を収納できることであるが，筆者はもうひとつの利点として，気道の総横断面積を広げ気管支分岐につれて徐々に気道抵抗を減らして吸気の流れを止め肺胞でのガス交換を可能にすることだと考えている。

　気管支は気管から主として2分岐を繰り返す。16回分岐したときの終末細気管支の数は2^{16}＝約10,000となる。23回分岐後の肺胞嚢に至っては約8,400,000（＝2^{23}）に達し（図3A），内径を細めながら気管支数を増やして（図3B），気管支横断面の総面積を徐々に広げている（図3C）。実際，気管の横断面の面積は2.5cm²，10次気管支の総横断面積は13cm²，終末細気管支周辺のそれは300cm²にもなる。最も横断面の面積が狭いのは声門部だが，気管支の総横断面積が最小なのは3次分岐（区域気管支）である（図3D）。したがって，吸気時の気道抵抗が最も大きくなるのは区域気管支，呼気時には気管から声門部である。

② 呼吸と気流

　呼吸では，肋間筋の収縮・弛緩と横隔膜の上下運動によって，肺の容積が変化する。この呼吸運動により気道内を空気が出入りする。吸気時の空気の流れ方は気管，気管支，肺胞へと進むにつれて，「乱流」「渦流」「層流」「分子拡散」へと変化する（図4）。

　呼吸運動によって空気が塊となって一気に気道へ流れ込むと（mass flow），急速に流入した吸気は気管内で乱流（turbulent flow）を起こし，さらに乱流は気管支分岐によって分断され渦流（vortices）となる（カルマン渦）（図5）。

Key word ━━━━━━━━━━━━━━━━━━━━━━━━━

質量流量（mass flow, bulk flow）

　流体力学の用語で，単位時間あたりに一定の断面を通過する質量を示す。その単位はkg/秒（国際単位）やg/分などが使われ，質量流量は密度・流速・通過面積で算出される。吸気では，常に空気は気管を流れているものではなく，ある一定量の空気の塊（図の赤色円）が気管を通過したと考えるのが良い。

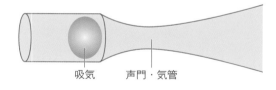

吸気　　　声門・気管

Key word ━━━━━━━━━━━━━━━━━━━━━━━━━

カルマン渦（Karman's vortex）

　強い風が障害物にぶつかると空気が二分され，障害物の後方に気流の乱れが生じる。吸気では，この障害物が気管支分岐部に相当する。この乱れは空気の渦が生まれたり消えたりの繰り返しで，渦の生成と消滅が空気の振動（波動）をきたしそれが音源となる。このような空気の渦が「カルマン渦」である。渦の生成消滅の数は気流速度に比例して増加し，速い気流ほど高い周波数の音（高音）を発する。

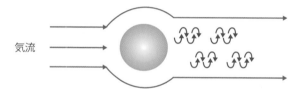

気流

ある速度の流れが円柱にあたると，その後ろには左右交互に渦が発生

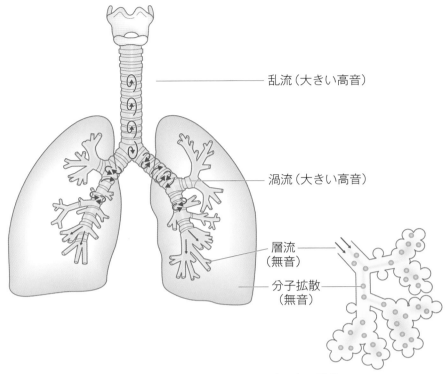

乱流（大きい高音）

渦流（大きい高音）

層流
（無音）

分子拡散
（無音）

図4　気道内の気体の流れと呼吸音の発生

気流形態は気流速度の低下と気管支の分岐によって，乱流から渦流，渦流から層流へと変化する。この変化は吸気では中枢気道から末梢気道へと変化していく。

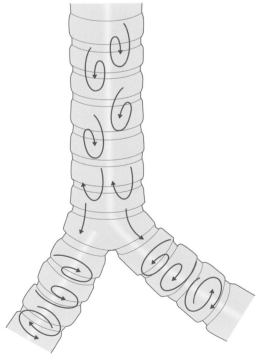

図5　気管から気管分岐部の気流の変化

吸気では気流の速い気管では乱流が発生し，気管分岐部に衝突して渦流を発生させる。

　気道内におけるこのような気流の状態は気流速度と密接に関係し，呼吸運動に伴う速い気流は乱流や渦流を発生させ，これらの気流が音源となる（p9）。吸気では総横断面積が小さい2〜4次分岐気管支（葉気管支〜亜区域支）を過ぎると流速は急激に低下して徐々に穏やかな層流（laminar flow）となり，最終的に肺胞に近くなると流れはブラウン運動（酸素の分子拡散）へ変わる。

　これら気流の変化は自然環境の水の流れを考えると理解しやすい。すなわち，降雨は山から河川へ，さらには海へと注ぐ光景を連想するとよい。つまり雨水が山々から集まって一気に滝へ流れ込み，その水は高低差のある滝で水しぶきを上げながら落ち（乱流），まもなく岩に衝突して岩間で激流となり（乱流と渦流），しばらくして穏やかな流れとなりゆったりと海へ注ぐ（層流）（図6）。音にするなら，上流では激しい滝の音，中流ではせせらぎ音，下流では無音となる。

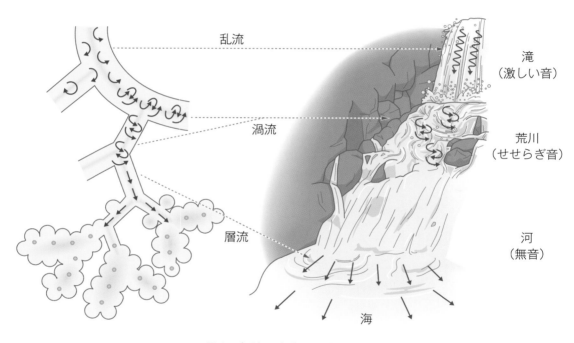

図6　気流の変化と滝水の流れ

Key word

ブラウン運動（Brownian motion）

　容器に入れた水の中にインクを落とすと，自然にインクは容器の隅へ不規則に拡がる。これはインク粒子がブラウン運動することによって観察される。つまりブラウン粒子（インク粒子）に空気あるいは水の粒子が衝突することによって起こる，不規則な運動である。同じように肺胞近傍ではブラウン運動によって酸素分子が細気管支から肺胞内へ移動する。

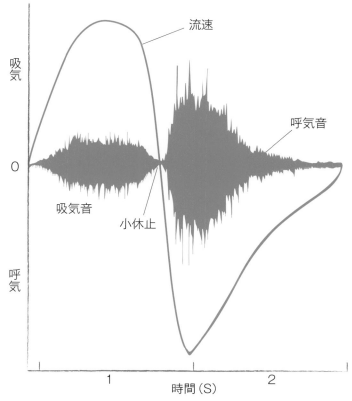

呼吸気流計 (pneumotachograph) で測定した気流速度 (線) と，同時に録音した呼吸音 (青塗：時間軸波形) の関係を示している。気流速度と呼吸音の大きさは正比例している。吸気と呼気の間に小休止があり，呼気で大きく長い呼吸音が聴かれる。気管支の総横断面積が最小の2〜4次気管支 (葉気管支〜亜区域支) 付近では，さらに気流速度は速く大きな呼吸音が発生していると考えられる (呼吸音：縦軸は振幅・大きさ，横軸は時間)。

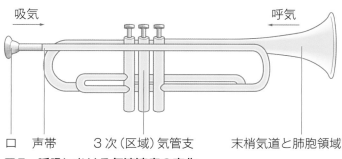

吸気相：気流は口から狭い声門を通り急速に速くなり，総横断面積が広い末梢気道へ流れ込むと急速に遅くなる。

呼気相：肺胞に蓄えた大量の呼気が，一気に狭い中枢気道へ流れ込み気流速度が速くなり，後は緩徐に長い時間をかけて完全に呼出する。

図7　呼吸における気流速度の変化

　一方，呼気は伸ばしたバネが元に戻るように，吸気時に収縮した外肋間筋と横隔膜筋が弛緩することで受動的に胸郭が縮小し，最初は急速に短時間で大量の気体が呼出される。しかし呼気は，気道抵抗の小さい肺胞・細気管支領域から気道抵抗の大きい中枢気道と声門へ向かうため，完全に呼出するまでの時間が長くなり，安静時の吸気と呼気の時間比は途中に小休止を挟んで正常で約1：2となる (図7)。その結果，中枢気道から声門まで長く乱流が発生し，呼気の音源となる。

　気流の速度を規定するひとつの因子として気道抵抗がある。基本的に気道抵抗は気道の内径に反比例し，長さに比例して増大する。たとえば，内径が半分になれば気道抵抗

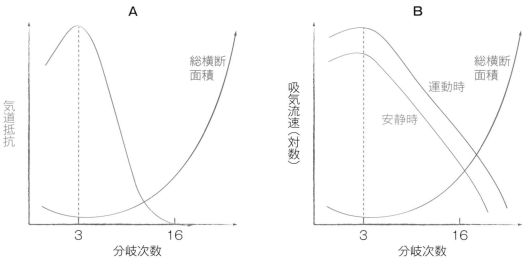

図8　気管支の分岐次数と総横断面積，気道抵抗，吸気流速の関係

Aに示すように気道の横断面の面積総和は分岐次数に比例して大きくなるが，いったんは3次気管支（区域気管支）で最小になっている。その結果，気道抵抗は気管から3次気管支まで大きくなり，その後は急速に低下する。同様に，Bに示すように吸気時の気道内の気流速度は3次気管支まで大きくなり，その後は急速に低下していく。運動時の気流速度は換気量が増大して，安静時に比べて約10倍速くなる。

は2^4倍（16倍），長さが2倍になれば抵抗は2倍になる。したがって，気管支が細くなり気道抵抗が大きくなれば前後の圧較差が大きくなり，中を流れる空気の速度が早くなる。

　気管支は分岐して内径が細くなるので吸気時には末梢気道に行くにつれ気道抵抗が増大すると考えたくなるが，実際にはそれ以上に分岐する気管支数が急激に増えて総横断面積が広がり気道抵抗はむしろ小さくなる。つまり吸気では，中枢気道（気管側）から末梢気道（肺胞側）にかけて気流速度が遅くなる。気道抵抗は総横断面積が最小の3次分岐（区域気管支）で最高になり，7次分岐までは抵抗が存在するが，内径2mm未満の8次気管支（細気管支）以下の抵抗は極めて小さくなる（**図8A**）。

　実際，安静吸気の平均流速は，気管で約100cm/秒，総横断面積が小さい3～4次分岐までやや上昇し，その後は徐々に低下して17次分岐（呼吸細気管支）では約1cm/秒，気管に比べて100倍以上も落ち，肺胞に近くなれば2mm/秒となる。一方，運動時には換気量が増えて，気流速度は安静時に比べて約10倍以上速くなる（**図8B**）。

③ 気流と呼吸音の発生

　肺音は空気圧の急激な変化による波動と組織や分泌物の振動によって発生する。たとえば，太鼓をバチで叩くと太鼓の皮が振動し，その振動は空気に波動を起こし，我々が近くに居いればその波動を体感し，空気の振動は音として聴かれる。

　肺音の場合はその音源となる空気の波動は，気流パターンによって異なる。すなわち，肺音の音源としての気流には乱流（turbulent flow）があり，一方，音を発しない層流（laminar flow）がある。両者の移行間には移行流（transition flow）または渦流（vortices）があり，これらも音を発する（図6参照）。

　乱流や渦流は急激な空気の圧変動をきたして音を発するが，層流は音を発しない。気流パターンを水道の流れに例えると，層流は蛇口を少し開けた時の透明な細い液柱，乱流は蛇口を全開にした時の水しぶきを伴った白く太い液柱にみなすことができる（下図）。

　気流パターンを決める指標として，流体力学ではレイノルズ数（Reynolds' number）というものがあり，この数値で層流と乱流の区別をしている。まっすぐで内腔が平滑な管では，両者を分ける臨界レイノルズ数は2,000とされている。渦流は臨界レイノルズ

Key word

レイノルズ数（Reynolds'number, Re）

　ガラス管内を流れる水に線状に色素を流すと（図では左→右），緩やかな水流下では色素は一本の線として長軸に沿って流れ（上段），早い水流中では色素が乱れて拡散する（下段）。上段の流れが層流，下段が乱流を表している。

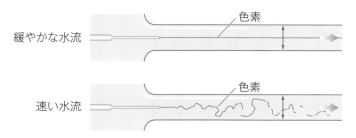

　層流から乱流への移行は，種々の条件を変えることによって起こる。その移行条件は流体の密度，速度，粘度，管の直径が分かれば次の式で計算できる（レイノルズ数）。

　Re＝流体の密度×速度×管の直径/流体の粘度＝流体の速度×管の直径/流体の粘度

　層流と乱流を分ける数値を臨界レイノルズ数であるが，約2,000である。

　層流＜レイノルズ数＝約2,000＜乱流

数に近くなると発生し，流速に依存してさまざまな渦流が起こり（カルマン渦），その結果として広域な周波数をもつ雑音を発する。

　　　層流＜レイノルズ数＝約2,000＜乱流

　実際，計算したレイノルズ数と気管支モデルでの気流実験から，気管および数回分岐後の気管支までは乱流，3次分岐の区域気管支から15次分岐までの間は渦流によって層流が乱され，レイノルズ数が1以下の末梢気管支では層流となっていた。

　気流パターンは音の発生と密接に関係している（図6）。層流は空気が管腔の長軸に沿って，矢印状に中心を先頭に平行に流れを形成し，圧較差がほぼ無いために音を発しない。一方，乱流や渦流は同時にさまざまな空気の圧変化をきたすので，一般に白色雑音と言われる広域の周波数（200〜2,000Hz）で不規則な波形をもった音波を生む。気管呼吸音がその典型で，言葉で表現（擬音語）すれば「シャー，シャー」と聞こえる音になる。

Key word

白色雑音（White noise）
　青，赤など特定の色の光は特定の周波数の光を含むのに対し，白色光は多くの周波数の光を含んでいる。同様に，一度に多くの周波数（Hz）をもった音を含み，それぞれの音の振幅（音量）がほぼ同じものが白色雑音（p48）である。身近では，テレビ中継が終えた後に聴かれる「ザー・ザー」音である。

④ 肺音の生理

　肺音の異常は，しばしば気管支の狭窄や閉塞に関連して起こる。狭窄や閉塞は気流の速度を変化させ，結果として乱流や渦流を起こし肺音の異常をきたす。気管支の狭窄や閉塞には，気管支の器質的な変化以外にも，気管支の周囲組織の弾性度と気管支内外の圧較差による動的圧迫（dynamic compression）も関与している。

　その中で流体力学の**ベンチュリ効果**は重要である。**流体は管の中で流量が一定のとき，横断面積を狭めると狭窄部の流速は大きくなり，狭窄部の外圧は低くなる。**

　この効果のために，気管支狭窄によって気流は速くなる（乱流や渦流の発生）。狭窄部とその下流では気管支外圧が低下してさらに気管支は狭窄または閉塞をきたす。

　正常肺において，呼気時には肺の容積が小さくなり気管支内径が狭まり，気道内を通過する空気の流速は大きくなる。さらに総横断面積が大きい末梢気道領域から，総断面積の小さい中枢気道に向かって呼気が流れ込むため流速は大きくなり，ベンチュリ効果により流速の速い気道では外圧の低下によって気道狭窄がさらに進む。

　その結果，吸気に比べて呼気でさらに流速が速くなる中枢気道（主気管支～気管）では大きな乱流が起こり，呼気時に大きな呼吸音が発生する。実際に，気管支内視鏡で中枢側気道の内腔を観察すると，吸気時には内腔は拡大し，呼気時には軟骨成分のない気道膜様部を中心に内腔へ突出して狭くなるのを見ることができる。このような気流速度の変化は，呼吸音の性質に直接に反映しているので，肺音の理解には欠かせない要素となる。

Key word -

ベンチュリ効果（Venturi effect）

　管に狭窄を作れば，狭窄部の流速は大きくなり，管の直角方向に対しては非狭窄部に比べて陰圧を発生させる。この原理は霧吹きや医療用ネブライザーなどに応用されている。容器に入れた液体に細い管を立て，その上部に高速で空気を吹き付ける。管下にはベンチュリ効果で陰圧が発生し，管から液体が吸い上げられ，その空気によって霧状に噴射される（下図）。

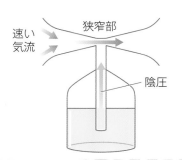

Column

気管支体操 Bronchial calisthenics 🔊web

　1980年，筆者は中野正心先生の指導の下で初めて気管支樹モデルを制作し（**図1**），気管支分岐と気管支命名の法則を学んだ。この気管支樹および肺血管モデルは，1966年に世界で初めて気管支ファイバースコープを開発した池田茂人先生（故人：当時国立がんセンター内視鏡部長）の監修だった。

　この頃，筆者は区域気管支（3次気管支）の分岐を覚えるため「気管支体操」を考案し，長年，小児が集団で体操をするように医学生と若手医師へ伝授してきた。

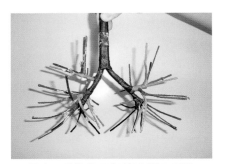

図1　手作りの気管支樹モデル

　気管支体操の基本は右側面写真を連想して，まず右手を肩まで挙げ，肘の位置を起点（ゼロ点）とし縦軸は中腋窩線，横軸は水平裂（上中葉間）とする（**図2**）。

　次に右B^1気管支の位置から順に，B^2からB^{10}の方向へ声を出しながら前腕を振る。注意すべき点は，B^4は前方外側，B^5は前方内側（心臓を囲むように），B^7は下方内側（直立姿勢），B^8は下方外側の肋横隔膜角costophrenic angleの方向へ腕を振る。

　右下葉のB^8からB^{10}までは，肋横隔膜角の位置から後方へ円弧の1/4周を描くように上肢を回す。右肺の全区域気管支の気管支体操での位置を側面と正面から示すが（**図3**），気管支体操は右肺を基本としているので，左肺ではB^{1+2}となりB^7は欠如する。ここで実際に体操を写真で示す。

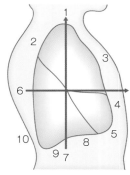

図2　右肺の各気管支の方向

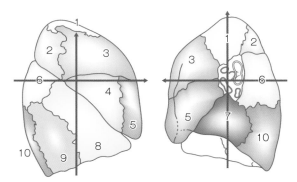

図3　右肺の各気管支の方向（外側面，縦隔側面）

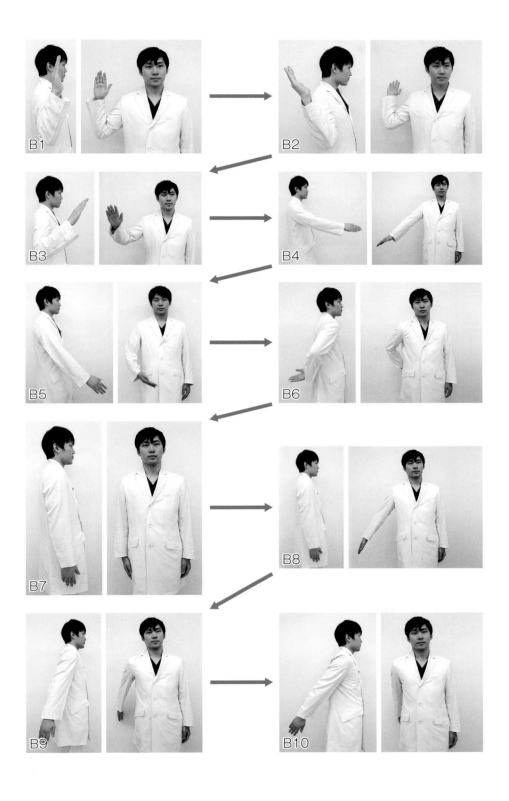

　亜区域気管支（4次気管支）以下の分岐の命名には一定の法則がある。命名には優先順があり，上方，後方，外側を先に，下方，前方，内側をあとにする（図4）。

　たとえば3分岐している場合，上方へ分岐する気管支→a，後方→b，外側→cと命名する。実際の命名例として，例1：右B^{6}では上方へ分岐する気管支→B^{6}a，外側→B^{6}b，内側→B^{6}c，例2：左B^{10}では後方へ分岐する気管支→B^{10}a，外側→B^{10}b，内側→B^{10}cと命名している。ただし，左B^{3}は例外として扱い，右肺B^{3}に合わせて外側へ分岐する気管支→B^{3}a，前方→B^{3}b，残りの上方→B^{3}cとしている。

　解剖学的に気管支と肺動脈は区域（segment）の中心を併走しているので，気管支名を覚えると自然に臨床解剖学としての肺区域解剖が身について，気管支内視鏡の手技，胸部画像の読影，肺聴診の習得に役立つ。一方，肺静脈は区域の境を走行している（図5）。

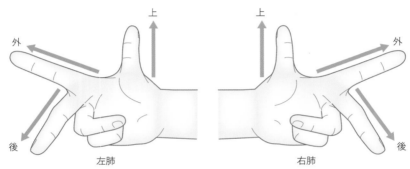

図4　胸部後面からみた気管支分岐の命名順（上，後，外側）

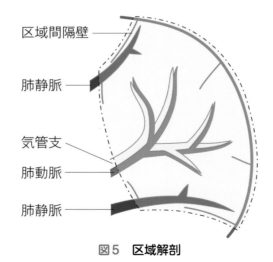

図5　区域解剖

① 肺音

Lung sounds

A　肺音，呼吸音，副雑音

　肺音は，呼吸運動に伴って発生する聴診音の総称である。肺音は健常人に聴かれる正常呼吸音，病的状態で聴かれる異常呼吸音と副雑音に分かれる（**表1**）。しばしば呼吸音聴診と題した書籍や記述をみるが，肺音の国際分類から考えると呼吸音聴診は極めて限定的な使用になり，むしろ肺（音）聴診を公用語とすることを勧める。

　Ⅰ部で述べた通り，呼吸音は気道内を流れる気体が乱流または渦流となることで発する。つまり流速が速い太い気道（軟骨をもつ気管から7次分岐まで）で発生し，**吸気時には気道抵抗が大きく流速が最大となる2〜4次分岐気管支，呼気時には主気管支から気管で最も大きな音がでる**。

　しかし，気体の流速が極めて遅い末梢気道（15次分岐以下）では緩やかな層流となるため，さらに気体分子が拡散するだけの肺胞領域では肺音は発生しない。したがって「肺胞呼吸音」は，実際には肺胞領域で発生した音ではないことに注意すべきである。

　副雑音は，肺音の中で呼吸音以外の聴診音の総称である。副雑音は呼吸音の発生機序と異なり，病的変化に伴って発生する。副雑音の中で肺内病変に由来するものが「ラッセル音（ラ音）」である。

表1　肺音の分類

肺　音				
呼吸音		副雑音		
正常呼吸音	異常呼吸音	ラ音		その他
		連続性ラ音	断続性ラ音	
気管呼吸音 気管支呼吸音 （気管支肺胞呼吸音） 肺胞呼吸音	減弱・消失 増強 気管支音化	いびき（様）音 笛（様）音 （スクウォーク）*	水泡音 捻髪音	胸膜摩擦音 Hamman's sign

＊スクウォークは国際分類に記載されていないが重要である

15

B 用語と分類

　肺音の用語と分類は，聴診器と間接聴診法を開発したラエネック（René Théophile Laënnec，1781-1826，フランス）以来多くの変遷を経て，1985年の「肺の聴診に関する国際シンポジウム」で現在の分類に整えられた（**表1**）。しかし，これはラエネックが最初に提唱した4つのラ音分類へ戻る結果となっている。

　日本では，肺聴診学がドイツから導入され，長くドイツ式の用語が使われてきた。現在，肺内由来の副雑音を総称してラ音（rale/rales, pulmonary adventitious sounds）と呼び，ガラガラ鳴る楽器音のラッセル音（Rasselgeraushe/Rasseln，ドイツ語）の略語として使っている。とくに1985年以前には，後で述べる連続性ラ音を「乾性ラ音」，断続性ラ音を「湿性ラ音」と呼んでいたが，音の発生機序を考えると，これらの表現は不適切であり，以後，肺音の病態を理解する上で妨げになった。一般に，各肺音は多数の純音から構成される「複合音」であるため（p45），各英語名は複数形（sounds, wheezes, cracklesなど）で表す。

　また，正常呼吸音の名称は聴診器を置いた部位を示すもので，必ずしも呼吸音の発生した部位を示すものではない。むしろ「気管音は，気管に最も近い部位で聴かれる音」，「気管支呼吸音は，太い気管支に最も近い部位で聴かれる音」，「肺胞呼吸音は，主に肺胞領域の近くで聴かれる音」として理解するのがよい（**図1**）。「肺胞呼吸音」は肺胞領域

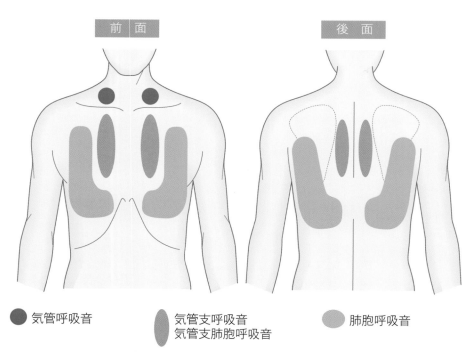

| 前　面 | 後　面 |

●気管呼吸音　　　　気管支呼吸音　　　　肺胞呼吸音
　　　　　　　　　気管支肺胞呼吸音

図1　主な正常呼吸音が聴取される部位

表2 正常呼吸音の特徴

特徴	気管呼吸音	気管支呼吸音	気管支肺胞呼吸音	肺胞呼吸音
吸気：呼気*	1：1	1：2〜3	1：1	3：1
大きさ	超大	大	中（普通）	小（柔らか）
高さ	超高	高	中（普通）	低
性質	粗い	筒性†	筒性＋さらさら音	さらさら音¶

＊吸気：呼気＝吸気と呼気に聴かれる呼吸音の持続時間の比
†筒性：気体が筒（管楽器）の中を通るときの音「サーサー」
¶さらさら音：木の葉が擦れ合う音「スースー」

で発した音ではなく，太い気道で発した音の伝播音である（p21「発生機序と音の伝播」を参照）。

1. 正常呼吸音 normal respiratory sounds

　健常人に聴かれる聴診音である（**表2**）。呼気音の大きさと長さに注目して聴診すれば，各呼吸音の識別はしやすい。

　図2の「吸気/呼気」は，吸気と呼気に聴かれる呼吸音の持続時間の比を示している。聴取される呼吸音の持続時間と大きさの違いは，気流速度，音源からの距離，音の伝播体の違いが原因となる。

① 気管呼吸音 tracheal sounds

　頸部の気管上で聴かれ，高く，大きく，粗い音で吸気と呼気（1：1）に聴かれる。

② 気管支呼吸音 bronchial sounds

　音源となる太い気管支に最も近い前面の胸骨周囲，後面の肩甲間部で吸気と呼気（1：2〜3）に聴かれる。呼気は吸気に比べ流速が早く，時間も長いため，一般に呼気音は大きく長く聴かれる。

③ 気管支肺胞呼吸音 bronchovesicular sounds

　気管支呼吸音と肺胞呼吸音の中間の性質をもち，吸気と呼気（1：1）に聴かれる。前面では胸骨下部の周囲，後面では肩甲間の下部で聴取され，主気管支〜葉気管支の位置に相当する。

④ 肺胞呼吸音 vesicular sounds

　音源となる太い気管支から離れた肺末梢に接する部位（とくに肺底部）で吸気と呼気（3：1）で聴かれる。具体的には，気管支呼吸音と気管支肺胞呼吸音領域を除く，広い範囲で聴取される。聴診音は吸気に比べ呼気は極めて小さく短い。

　吸気では中枢気道で発生した音が肺末梢に向かって長く伝播するが，呼気では肺組織

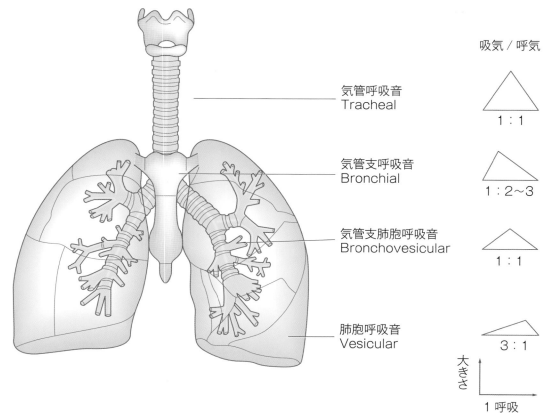

吸気／呼気

気管呼吸音
Tracheal

1：1

気管支呼吸音
Bronchial

1：2〜3

気管支肺胞呼吸音
Bronchovesicular

1：1

肺胞呼吸音
Vesicular

3：1

大きさ

1 呼吸

図2　解剖学的にみる呼吸音の種類

による高音吸収に加え，音が肺末梢から口側へ向かうため小さく短く聴かれる（p21「発
生機序と音の伝播」を参照）。肺胞呼吸音の大小は，肺の基本的な機能である換気の良
し悪しをよく反映している。

2．異常呼吸音 abnormal respiratory sounds

　気流（音源）または音の伝播の異常によって生じる。気流の異常は換気の低下と増大
が原因であり，伝播の異常は音源から胸壁までの距離と，その伝播途中に存在する病変
を反映する。

① 減弱・消失・増強 diminished/distant, absent/increased

　換気障害は気流の低下によって呼吸音の減弱と消失をきたし，換気の増大は大きい音
を発生させる。さらに呼吸音の伝播の低下も呼吸音の減弱と消失をきたす。

② 気管支音化 bronchial breathing

　気管支音化とは，呼吸音の伝播が亢進し，肺末梢で気管支呼吸音が聴かれること。

表3　いびき音と笛音

	いびき音 (rhonchi)	笛音 (wheezes)
呼吸相	呼気＞吸気，両方	呼気＞吸気，両方
性質	低音	高音
伝播	広範囲に聴取	病変部に限局
咳による変化	あり (痰の場合)	なし
気道狭窄	太い気道	細い気道

重度の気道狭窄による連続性ラ音は，呼気で気管支が閉じると，吸気相のみ聴かれる

3. 副雑音 adventitious sounds

　呼吸運動に伴って発生する健常人では聴かれない異常な音である。副雑音には，肺内から発生するラ音，肺外からの音 (extra-pulmonary adventitious sounds) がある。

① 連続性ラ音 continuous sounds

　0.25秒以上持続する「管楽器様の音」である。「連続性」とは，音を時間軸波形でみると音波が連続しているからである (p46)。純粋に単音性 (monophonic) の音 (ヒュー・ヒュー) ではなく，異なった周波数の音が混在した多音性 (polyphonic) の絞りだすような音 (ギュー・ギュー) が多い。いびき音と笛音に大別され，病変の存在部位だけでなく頸部の気管上でさらに大きく聴かれる (**表3**) (p52，頸部聴診法)。

ⅰ) いびき音　rhonchus (単数形)/rhonchi (複数形) (ときに low-pitched wheezes と呼ぶ)
　　定義では周波数200～250Hz以下の低音性連続性ラ音である。

ⅱ) 笛音　wheeze/wheezes (ときに high-piched wheezes と呼ぶ)
　　定義では周波数300～400Hz以上の高音性連続性ラ音である。

ⅲ) スクウォーク　squawk/squawks
　　断続性ラ音に伴って，肺末梢で聴かれる吸気中盤から終末の短い笛音 (short wheeze/wheezes) である。

② 断続性ラ音 discontinuous sounds

　血圧計のマンシェット (マジックテープ) をはがす様なパチッパチッ・バリッバリッ，「短く弾ける音」(crackle) が連発する「打楽器様の音」である。「断続性」とは，音を時間軸波形でみると，音波が休止期をもって不連続にみえるからである (p46)。ひとつのcrackleは低音 (周波数250～500Hz，長さ約15msec) または高音 (周波数500～1000Hz以上，長さ約5msec) で，散発的またはやや規則的に発生する。水泡音と捻髪音に大別される (**表4**)。

19

表4　水泡音と捻髪音

	水泡音 (coarse crackles)	捻髪音* (fine crackles)
呼吸相	吸気または両方	吸気 (ときに両方)
性質	低音, 粗い	高音, 密
呼吸による変化	ほとんどなし	深吸気で増強
咳による変化	あり	なし
体位の影響	あり (痰が移動)	腹臥位で減弱
痰の有無	あり	なし

*筆者は捻髪音の長さと大きさによって, 小捻髪音, 中捻髪音, 大捻髪音に分類している (p73, 77)

ⅰ) 水泡音　coarse crackle/crackles

　吸気初期から始まる低音の粗い断続性ラ音である。**貯留した痰が呼吸運動によって弾けて crackles を発する**。痰が音源のため体位変換や咳により, 音は変化または消失する。

ⅱ) 捻髪音　fine crackle/crackles

　吸気の初期または中期から吸気終末まで, 徐々に大きくなる (crescendo) 高音の断続性ラ音である。**浮腫, 浸出液, 喀痰, 細胞浸潤, 線維化による含気の低下で閉塞した気管支が, 吸気によって急激に再開通し**, 短時間に crackle が100個以上連続して発生する。捻髪音は小さく細かい音から, 大きく粗い音までさまざまで病態によって異なる。筆者は, 捻髪音の長さと大きさによって, 小捻髪音, 中捻髪音, 大捻髪音に分類し記載している (p73)。閉塞した末梢気管支の再開通による音のため, 深吸気で長く大きく聴かれるが, ときに数回の深吸気で再開通してしまうと減弱する傾向がある。

注意：健常人で聴かれる捻髪音または類似音

- 聴診器の膜面と皮膚との不完全な密着で聴診したとき (皮膚との摩擦音)。
- 高齢者の肺底部を聴診したとき, 最初の数呼吸で聴かれる (仮説：老化によって肺支持組織がたゆみ重力効果で肺底部の含気が減少し, 閉塞した末梢気道が吸気で再開通する, Ⅲ部の捻髪音 p75)。
- 長時間の臥位から座位へ体位変換した直後 (重力効果で肺底部の末梢気道が閉塞し, 座位の吸気で再開通する)。

4. その他の副雑音

　肺外の音源として胸膜摩擦音と Hamman's sign, ごく稀に肺野上でも肺動脈狭窄に伴う収縮期の血管雑音 (bruit) が聴取される。

① 胸膜摩擦音 pleural friction rub/pleural rubs

臓側胸膜と壁側胸膜が擦れ合う粗い断続性の低音である。吸気と呼気（1：1）に同じような音が聴かれる。注意点としては衣服の上から聴診すると類似した摩擦音が聴かれる。また，聴診器の膜面と皮膚との不完全な密着で聴診したときにも類似音が聞かれる（皮膚との摩擦音）。

② Hamman's sign

心収縮の中期に聴かれるクラックル音である。縦隔気腫や左側の気胸で聴かれる。

Ⓒ 発生機序と音の伝播

肺音に限らず身体診察時に聴診で聴こえる音は，音の発生（音源）と伝播という2つの要因によって規定されている。呼吸音の聴診の場合には，吸気と呼気時に発生する乱流と渦流が気道内で気体の圧変化を起こして音源となり，肺胞を含む肺実質と胸壁を伝播し，胸壁上に置いた聴診器へ達する。これら肺音の発生機序と伝播様式を理解することによって，聴診音から胸腔内で起こっている現象を病理病態学的に組み立て，疾患とその拡がりを推測することができる。

なかでも肺胞呼吸音は換気の状態をよく反映し，換気量が増えると流速が速くなり大きな音，逆に換気量が減少すると小さな音が聴かれる。一般に，換気量と呼吸音の音量は比例する。さらに聴診音の変化によって，病状の改善や悪化の過程をとらえることができる（Ⅳ部p81）。

ラ音の発生機序は生理的呼吸音の発生機序とは異なり，病的変化に伴う気管支壁や分泌物の振動，あるいは気管支の開閉に伴う気道内気体の圧力変動によって発生する。

連続性ラ音は管楽器様の音で，気道狭窄に伴う気道壁または気道内の分泌物の振動により発生する。大きく柔らかい組織の振動は低音，軽く硬い組織は高音を発し，その高低は気道の長さや内径には無関係で，最近では気道壁の厚さと硬さに関係しているとされている。前者はいびき音，後者は笛音として定義されている。これに対し，断続性ラ音は弾ける様な短い音で，水泡音は気道内の分泌物が弾けることによって発生するが，捻髪音は浮腫，浸出液，喀痰，細胞浸潤，含気低下などで閉塞した気管支が，吸気で再開通するときの急激な気道内気体の圧力変動によって発生する。ときに呼気時にも急激な気管支の閉塞によって捻髪音が発生するが，吸気時に比べてその圧変動は小さい。

音のエネルギー（強さ）は，音が空気以外の物体を伝播するときに減衰する。音は生体組織や水では空気に比べて減衰が小さいが，音源からの距離の2乗に反比例して減衰する。また高音は低音に比べて減衰が大きく，聴診では「低音（低周波の肺音）」は胸壁に広く伝播して聴かれる。つまり手を胸にあて低い声をだすと手に振動を感じるが，高い声を発しても手に振動を感じないことで分かる。同様に，オーディオ機器のスピー

カーに向かって手をあてると，高音より低音の振動を肌でよく感じることができる。

　肺音の伝播においては，中枢気道で発生した呼吸音は変化や減衰なく頸部と口元まで達し，これらの部位では白色雑音として記録される。しかし肺組織を経由した胸壁では，周波数200Hz以上の音は，音の周波数が倍になるごとに（1オクターブ毎に）10〜20dBずつ強さが低下する。つまり口元で200Hz（30dB）と400Hz（30dB）の音は，胸壁で200Hz（30dB）と400Hz（10〜20dB）に記録される。末梢の肺胞領域では生体組織と空気が混在し，音の減衰が大きく聴診音は小さくなる。とくに周波数が大きい高音の減衰が激しく，肺胞領域は高音を伝わりにくくする高音遮断フィルターとなっている（図3）。実際，いびき音（周波数200-250Hz以下）は頸部と胸部では同等に聴かれるが，笛音（周波数300-400Hz以上）は胸壁に比べて頸部で大きく聴くことができる。

　音は伝播することでエネルギー（強さ）を失い，音源からの距離の2乗に反比例して減弱する。実際，胸部を側面からみると，音源となる中枢気道（例えば気管，主気管支）から聴診部位の胸壁まである程度の距離がある（図4）。したがって呼吸音が胸壁まで伝播し聴診できるには，音源は一定以上のエネルギーが必要である。音のエネルギー（強さ）は気流速度に正比例して増強するので，胸壁で呼吸音を聴取できるためには，一定以上の気流速度（＝音のエネルギー）が必要になる。呼吸時の気流速度曲線をみると，聴診部位によって可聴閾値，すなわち聴こえ始める音の強さが異なることが読み取れる（図5）。臨床的には，肺底部では可聴閾値が高いため肺胞呼吸音は吸気では長く，呼気では急速に気流速度が落ちるため短く小さく聴かれる。

　肺疾患は，主に気道（気管支）と肺実質（肺胞領域）の異常に大別される。しばしば両者は併存し，気道内の痰や肺胞内の浸出液によって，音源と伝播はさまざまに変化する。表5に肺音の音源と伝播の基本原則を示す。

Key word

オクターブ（octave）（語源 octavus，ラテン語の8番目の意味）

　音の高い低い（音程）は，音波の振動数（周波数：frequency）によって表される。高い音は振動数が多く，低い音は少ない，その単位は1秒間の振動数であるヘルツ（hertz：Hz）で示す。音程には単一の音程を示す絶対音程（pitch）と，2つの音程の関係を示す相対音程（interval）がある。相対音程のオクターブは，2つの絶対音程の周波数比が1：2の時に使う。

　たとえば，ドレミファソラシドの「1番目のド」と「8番目のド」の周波数比は1：2の関係にあり，3オクターブとは周波数比1：2^3となる。ヒトの感覚として，不思議なことに2の倍数（2n倍）の周波数の音は，元の音と同じように聴かれる。つまり200Hzのドは，400Hz，800Hz，1600Hzでも「ド」と聴こえる。

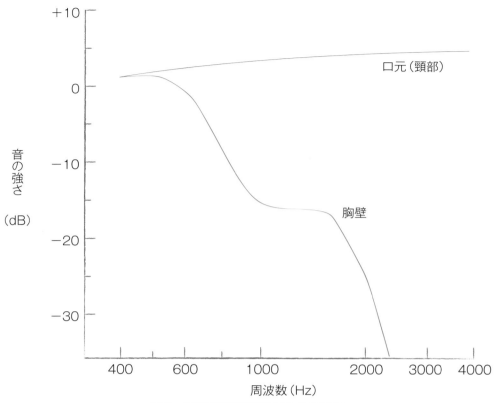

図3　呼吸音の周波数と強さの減衰

同じ音でも聴診部位により聴診時の聴こえ方は異なる。口元や頸部では呼吸音の周波数に関係なくほぼ同じ大きさに聴かれるが，胸壁では周波数が高くなれば聴診音の大きさは急激に小さくなる。つまり周波数が大きい高音は，肺実質と胸壁を通過し，かなり小さく聴かれることになる。逆に口元に向かう高音の肺音は，胸壁よりも口元（頸部聴診）で大きく聴かれることを示唆している。

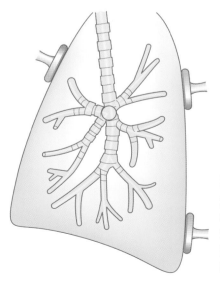

図4　胸部側面からみた気管支の分布と聴診部位

気管支の側面写真を示している。呼吸音の音源となる気管，最も大きな音源である2～4次分岐気管支から聴診部位までの距離が確認できる。とくに肺底部では音源となる中枢気道から遠く，厚い肺組織を伝播するので音の減衰が大きくなる。

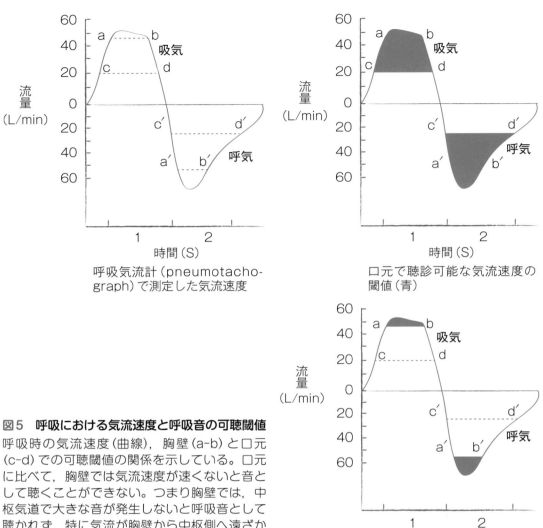

呼吸気流計（pneumotacho-
graph）で測定した気流速度

口元で聴診可能な気流速度の
閾値（青）

胸壁で聴診可能な気流速度の
閾値（青）

図5　呼吸における気流速度と呼吸音の可聴閾値
呼吸時の気流速度（曲線），胸壁（a-b）と口元
（c-d）での可聴閾値の関係を示している。口元
に比べて，胸壁では気流速度が速くないと音と
して聴くことができない。つまり胸壁では，中
枢気道で大きな音が発生しないと呼吸音として
聴かれず，特に気流が胸壁から中枢側へ遠ざか
る呼気音では，さらに大きな音源が必要となる。
そのため肺胞呼吸音では呼気時に小さく短く聴
こえる。

表5　肺音の発生（音源）と伝播

音　源				
気道の総横断面積は3次分岐気管支（区域気管支）で最も小さく，気道抵抗は最大→吸気の音源として葉気管支（2次分岐）から亜区域気管支（4次分岐）までが最大となる ● 音の大きさは気流速度の二乗に比例して増強する ● 気流速度は太い気道では速く，末梢の細い気道では極めて遅い ● 呼気の主な音源は，主気管支と気管の乱流である ● 呼気は吸気に比べ気流速度が速く，緩やかに低下して持続時間が長い				
正常呼吸音 normal sounds	いびき（様）音 rhonchi	笛（様）音 wheezes	水泡音 coarse crackles	捻髪音 fine crackles
気管から太い気道（7次分岐気管支まで）を流れる気体の乱流と渦流	粘稠な痰または太い気道の壁が振動する音（周波数200～250Hz以下）	細い気道の壁が振動する音（周波数300～400Hz以上）	気道内の粘稠な痰や分泌物が破裂する低い音（周波数250～500Hz）	含気が低下して閉塞した末梢気管支が吸気で急激に再開通する時の空気の振動（周波数500～1,000Hz）
音の伝播				
● 音量は音源から胸壁までの距離の2乗に反比例して減衰する ● 異なる物体を伝播するときに減衰する ● 生体組織や水中では空気中より減衰が小さい（固体伝播音＞空気伝播音） ● 正常肺では高音が伝わり難い（高音遮断フィルター） ● 低音は胸壁に広く伝播し拡散するが，高音は病変部に限局する ● 気道壁の振動音は気道内を減衰しないで伝播する（頸部で聴取が可能）				

肺内			肺外	
伝播の低下：肺の含気の増大（肺気腫） 伝播の亢進：肺炎（浸潤影の中に気管支が開通している状況）→気管支音化			伝播の低下：気胸，胸水，胸膜肥厚，肥満	

> **例1** ▸ 発作的な気管支平滑筋の収縮によって気道が狭窄する気管支喘息では，さまざまな大きさの気管支が狭窄し，気道炎症によって気道内に痰が貯留して多音性の笛音と水泡音を発する。

> **例2** ▸ 肺の過膨張を示す慢性閉塞性肺疾患（COPD，とくに気腫型）では，末梢気道が狭窄・閉塞し換気機能が低下，気腫のため音源から胸壁までの距離が増大，過膨張のため含気量が多く音の伝播が低下し，結果として聴診音は極めて弱くなる。

Column

聴診器の謎にせまる〜伝声管 Speaking tube

　なぜ聴診器で肺から遠く離れていても，肺音が聴けるのだろう？

　昔の映画によくあるような船の操舵室から船長が金属の管（伝声管，speaking tube）に口をあて，乗組員や機関室へ指令を出していた場面や，メガホン（megaphone）を使って，大声で応援している光景を思い浮かべてほしい。

　Ⅰ部でも解説したように，音は空気の圧変動によって振動を起こして発生するため，空気がなければ音は伝わらない。一般に，音は音源から球面状に周囲へ拡がり（球面波），音源から遠ざかるほど音は急速に弱くなる（a）。ところが，細い管の中では音は球面状に拡がることができず，管内で平面状に音が伝わるため（平面波），減衰することなく遠くまで伝播する（b）。メガホンも聴診器も，この伝声管の原理を利用している。さらに曲がった管の中では，音は凹曲面に沿って繰り返し反射するので，減衰することなく大きく伝播する。ここに頸部聴診法の有用性の理由がある（p52）。

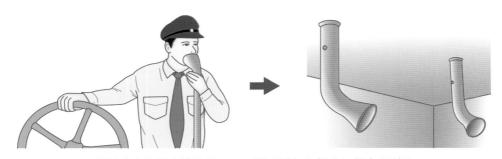

操舵室から伝声管を用いて，遠く離れた船内に指令を送る

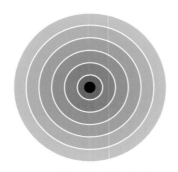

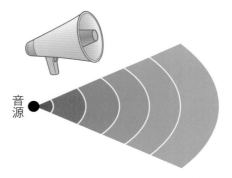

a.　通常の音の拡がり方　　　　　b.　メガホンを用いたときの音の拡がり方

聴診器の歴史

　現代の聴診器による間接聴診法は，フランスの臨床病理学者であるラエネック（René Théophile Laënnec，1781-1826，ivページ写真）によって確立された。それまで体内音の聴診は，診察者の耳を患部に直接あてた直接聴診法であった。

　1816年，ラエネックは子供達が板の片端に傷をつけて他方の端で音を聴き遊んでいる姿をみて，心臓病の心音を糸で縛り膠を塗った紙筒で聴診し，よく聞こえることを体感した（p26，伝声管の原理）。その後，木製の単筒型聴胸器（聴診器）を開発し，Stethoscope（ギリシャ語のstethos：胸，scopos：視る）と命名した。彼が工夫を重ねて最初に到達した木製聴胸器の寸法は，長さ1フィート，外径1.5インチ，内径1/4インチだった。

　1819年，ラエネックは聴診所見と剖検所見を対比し，名著「L'Auscultation Mediate」（間接聴診法）を世に送りだし，遂に肺聴診学を確立した。当時，2巻からなるこの名著は13フランで売られ，3フラン追加で聴胸器も同時に入手できた。ラエネックは学生を中心に肺聴診学を教授し，それ以外に今日使われている数々の医学用語（emphysema, liver cirrhosis, auscultation, rales, fremitus, bruitなど）を生み出し，後世に大きな足跡を残している。1826年，ラエネックは肺結核で若くして世を去ったが，この年，より簡便で安価なラエネック式聴胸器の改良型が公開された。

　日本最古のラエネック型聴診器（ヨーロッパのペルシャクルミ製）は，筆者の母校（1857年創立）の長崎大学附属図書館医学分館に保存されている（**写真1**）。これは1848年，日本へ種痘をもたらした出島商館医オットー・モーニッケ（Otto GJ Mohnike，1814-1877，独国）がヨーロッパから長崎の出島へ持参し蘭方医の吉雄圭斎へ与えたものである（**写真2**）。

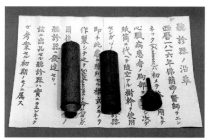

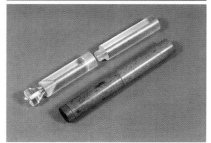

写真1　ラエネック型聴診器（長崎大学附属図書館医学分館所蔵）

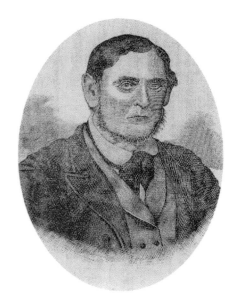

写真2　Otto Gottlieb Johann Mohnike（中外医事新報より）

　後に，長崎オランダ通詞の品川梅村（「解体新書」の序文を記した長崎の蘭語大通詞，吉雄耕牛の孫）はこの聴胸器を手本に模造品を作らせ，杉田成卿（杉田玄白の孫）へ贈った。

　1850年，杉田成卿は聴胸器の普及を願って，「済生備考」第一巻の「聴胸器用法略説」でモーニッケの持参したラエネック型聴胸器の精密な作図を載せ，モーニッケの解説文を訳し紹介している。このように近代医学の夜明け「解体新書」から聴胸器まで，吉雄耕牛と杉田玄白が孫の代まで連なっている歴史的偶然には驚かされる。

　日本初の西洋医学教育は，1857年11月12日（安政4年9月26日），蘭国海軍軍医ポンペ・ファン・メーデルフォールト（Pompe van Meerdervoort，1829-1908，蘭国：在日1857-1862）が日本人医学伝習生14名に対し，長崎大学医学部の前身である医学伝習所での西洋医学講義に始まる。ポンペは江戸幕府の許可を得て長崎の地に日本初の西洋式病院養生所を建て，診療と医学教育に情熱を注ぎ，ポンペの薫陶を受けた多くの医学生達は全国で今日の現代医学と薬学の礎を築いていった。

　帰国後，ポンペの回顧録「日本における五年間」には，「日本には胸部疾患すなわち肺病ならびに気管支疾患が断然多い」と記している。しかし聴胸器とその教育についての記載はなく，当時，聴胸器の普及はまだ十分ではなかったようだ。

　欧米では1821年，英国人 John Forbes によってラエネックの「間接聴診法」が英訳され，肺聴診学は仏国から英国へ渡った。1834年までに英訳版「間接聴診法」は，改訂され4版を重ねた。さらに英国を経由して米国へ渡り，ラエネック型聴胸器に改良を重ね，1851年には片耳からの騒音を遮断するための両耳型聴診器（Arthur Leared），1894年に膜型（Bowles RCM），1926年にベル型と膜型の切り替え型（Howard Sprague），さらに1967年に小型化と軽量化した聴診器（David Littmann）が発表され今日に至っている。

　1978年，Paul Forgacs は肺音学に音響学と流体力学を導入して，ラエネックの「間接聴診法」以来の名著「Lung Sounds」を著し肺聴診に科学を付与した。

　近年，特定の周波数領域を電子的に増幅する機能をもった電子聴診器（electronic stethoscope）が開発され，用途に応じて聴診モードを選択することができる。最新型では，聴診音を短時間録音し再生して聞き，bluetooth によってパーソナルコンピュータへ聴診音を収録することもできる。さらに最近，中野　博先生（国立病院機構 福岡病院 呼吸器内科）が開発された肺音解析ソフトの SmartLSA では，スマートフォンで肺音の録音，時間軸波形とスペクトラム解析が容易にできる（https://ibikigairai.com/static/download/smartlsa.html）

② 聴診

Auscultation

Ⓐ 聴診器の構造と特性

聴診器は基本的に音を集める採音部（chest piece）とそれを聴くための挿耳部（ear piece）で構成されている（**図6**）。採音部と聴く人の耳までの伝播効率，実用性の向上のため，部品の形状や材質に改良がなされてきた。したがって聴診器の特性は形状と材質によって異なり，その特性を理解して実地医療で使い分けることができる（**表6**）。

一般に，chest pieceはベル型（bell chest piece）と膜型（diaphragm chest piece）の切り替え式（two-head/three-head），ear pieceは外部の騒音を除くため二本の管に分岐した両耳型（binaural）が汎用されている（**表7**）。しかし膜型のみを備え，皮膚へのあて方の強弱によって，高音ないし低音を聴き分ける機種も普及している。

Chest pieceの特性として，ベル型は200 Hz以下の低音，膜型は中音から高音の聴診に優れている。本来，ベル型は全周波数域を捉えるため，皮膚面に軽くあてると高音は除去され低音が，強くあてると膜型と同じく高音がよく聴かれる。基本的にベル型は皮膚を膜として利用しているため，皮膚面に軽くあてると軟弱な膜を，強くあてると緊張した膜を張って採音していることになる。緊張した皮膚（膜）は高音を効率よく伝播し，膜型と同じように聴音できる。一方，皮膚への接触面が広いほど採音がよく，これらの特性を生かしたものが膜型のみを備えた聴診器である。

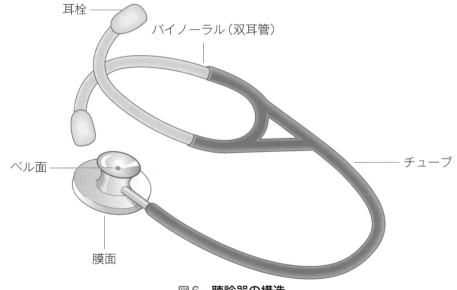

耳栓
バイノーラル（双耳管）
ベル面
チューブ
膜面

図6 聴診器の構造

表6　良い聴診器の条件

Chest piece	● 音が減衰しにくい重い金属：真鍮など ● 浅いベル型：内腔容積が小さいほど大きく聴こえる ● 皮膚との接触面が広い：集音能は採音部の直径と比例する ● 平滑で固くて薄い膜：低音を減弱させ高音が聴きやすい
Tube	● 長さ約25cm：長すぎると高音が遮断され，低音は長さと無関係 ● 単管の内径は約5mmで厚い壁：厚い管は室内騒音を除去する ● 二本管が音の伝播が良い＊：反響波の妨害が無く高音に良い
Ear piece	● 耳栓（ear tip）が密着できる：空気漏れは高音を遮断する

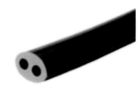

＊上級品では，チューブが左右に分岐するY字点での音の変化と減衰を防止するため，チューブの内腔が二つに分かれている（two in one tube）。チューブを両指で押してみるとダブル・ルーメンの隔壁を確認することができる。聴診の習得と教育には，良音が聴けるダブル・ルーメンの聴診器が適している

表7　ベル型と膜型による聴診

Chest piece	聴診に適した肺音と心音
Bell type＊	心音：Ⅲ音，Ⅳ音，房室弁の拡張期雑音
Diaphragm type	肺音のすべて 心音：Ⅰ音，Ⅱ音，柔らかな大動脈と肺動脈の拡張期雑音，柔らかな僧帽弁逆流雑音

＊通常，低音の聴診に適したbell chest pieceは皮膚に軽くあてて聴診する。しかし，皮膚に強くあてると皮膚が緊張した膜となるため，高音に適した膜型としても利用できる。この方法は聴診面が小さい乳幼児や小児の聴診，肋間が陥凹した大人の患者にも活用できる

B　聴診法

1. 聴診器の使い方

　耳栓（ear tip）は外耳口に密着させるため後方から前向きに装着し，肺音はchest pieceの膜型を皮膚にしっかりと密着させ聴診するのが基本である。その理由は，肺音の多くが高音に属するためで，前述のように膜型が適している。密着が不十分だと，膜と皮膚の擦れ合う音や室内の雑音が入り，高音が遮断され微弱になる。しかし，肋間に窪み，陥凹があり，ベル型に比して接着面が広くなる膜型を皮膚に密着できない場合，膜型の代わりにベル型を強く皮膚にあて緊張した皮膚面を膜として利用することができる。聴診面が小さい乳幼児や小児の聴診でも，ベル型の皮膚へのあて方で低音から高音まで幅広く聴診できる。

　また，聴診器を介して感染症が他の患者に伝播されるのを防ぐ目的で，外来・入院を問わず，患者毎に聴診後はアルコール綿でchest piece，tube，手指を丁寧に拭くことが重要である。

2. 体位と呼吸

　通常の診療では，座位で診察者は患者と正面に向き合って，視診，触診，打診，聴診の順で身体所見をとる。聴診では，まず患者に背筋を伸ばしてもらい心音を聴き，次に肺音を胸部の前面と後面で聴取する。そこで問題なのは患者と医療者の位置関係である。呼吸器疾患では患者の多くが咳や痰を主訴とし，医療者は患者のすぐ近くから短い聴診器を患者にあてるため衛生的でなく，診察時の感染の機会も多くなる。そこで胸部前面の聴診では，聴診器が届く範囲で医療者は患者の横から聴診することを勧める（私の聴診法p36）。一方，側胸部は後面からでも十分に聴診できるので，最後にしてもよい。

　仰臥位では，患者の側胸部から後面の聴診が不十分またはできないので，患者が起き上がれない場合でもできれば側臥位での聴診を試みる。とくに長期臥床の患者では，重力の影響で背側の含気が減少し，さらに「いわゆる沈下性肺炎」が起こりやすいので後面での聴診が重要である。

　安静時の呼吸は浅く柔らかいため，気流速度が遅くなり肺音は小さくなる。とくに換気機能を反映する肺胞呼吸音は小さく聴き取りにくくなる。通常，診察者は患者に「少し大きく，吸って，吐いて」と，指示しながら肺音を大きくして聴診することが多い。しかし前述のように，捻髪音では含気が低下し閉塞した末梢気管支の再開通による音のため，深吸気で長く大きく聴かれるが，ときに数回の深吸気で再開してしまい減弱する点に注意が必要である。

　最後に，努力肺活量を測定する要領で，胸部後面に聴診器を当て「大きく吸って，最後までゆっくり，しっかり吐き出して」と指示しながら，強制呼気で後面左右の聴診をする（私の聴診法p36）。この際，あまり強く一気に呼出させると，声門での呼気音が大きくなり，健常人でも中枢気道由来の多音性の笛音が聴取される（forced expiratory wheezes of healthy subjects）。ゆっくりした強制呼気では，安静呼吸時には聴かれない末梢気道の狭窄による笛音が呼気終末に聴取できる。症状が安定している気管支喘息や慢性閉塞性肺疾患（COPD）患者でも，しばしば強制呼気で笛音が聴取され治療上または指導上の参考所見となる。

C 聴診部位と呼吸音

1. 聴診部位

　聴診と打診は胸骨と肩甲骨を避け，胸部の前面と後面を左右対称に比較しながら行う。筆者が考案した聴診部位の番号は聴診の順序を表している（図7）。奇数が右肺，偶数が左肺になっている。診療記録への聴診所見の記入時，この番号を用いると聴診部位を客観的に示すことができる。

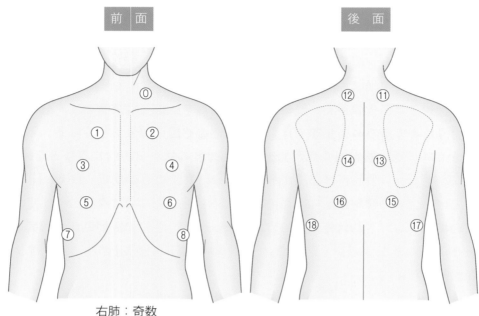

前　面　　　　　　　　　　　後　面

右肺：奇数
左肺：偶数

図7　聴診部位とその表示

【聴診の順序】　①→→→⑧→（頸部聴診）→⑪→→→⑱→ゆっくり強制呼気（⑬，⑭）

Key word

聴診三角（triangle of auscultation）

　古くから呼吸音が良く聴取できる部位として知られている。下図に示すように聴診三角とは僧帽筋の外側下縁，肩甲骨の内側縁，広背筋の上縁によって囲まれる三角形の部分を指す。これは**図7**の聴診部位記述法では⑬と⑭に相当する。肋間筋以外の背筋を切離せずに胸腔内へ到達できるため，手術時の切開部位として利用される。肺音の伝播効率の観点からも，音の減衰が小さい。

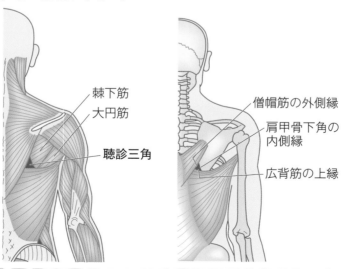

棘下筋
大円筋

聴診三角

僧帽筋の外側縁
肩甲骨下角の
内側縁
広背筋の上縁

　また，聴診部位の解剖学的目安として，胸部X線写真側面像で気管が左右に分かれる気管分岐部の位置を覚えておくと便利である。この図に示した番号のうち①と⑬上方は右主気管支，②と⑭上方は左主気管支の位置に相当する。後面では，⑪と⑫は気管上部の高さに位置する。

　頸部の気管上（⓪）での聴診は，音の伝播効率の観点からも重要である（p52）。気道壁や痰の振動音である連続性ラ音は，気道内を減衰なく口元へ伝播するので，肺内の発生部位によらず発生した音を頸部でより大きく聴診できる。一方，断続性ラ音では，低音の大きな水泡音は頸部で聴取されるが，高音の細かい捻髪音は末梢気道が音源で音の減衰が大きく伝播効率も低いので聴取できない。さらに頸部聴診では換気の状態，気道狭窄などの全肺の情報が得られるので，とくに緊急時や長期臥床している患者には極めて有用である。

2. 正常呼吸音

　正常呼吸音の気管呼吸音，気管支呼吸音，肺胞呼吸音は聴取される部位が限定される（図1参照，p16）。気管支呼吸音と肺胞呼吸音領域の間には，両者の中間の性質をもつ気管支肺胞呼吸音が聴取される。それぞれの正常呼吸音が本来，聴取されるべき部位以外で聴かれる場合，異常所見と判断する。異常所見である「気管支音化（bronchial breathing）」は，気管支呼吸音の伝播が肺病変によって増大し，肺胞呼吸音の聴取部位で聴かれることをいう（p58）。

Ⓓ 聴診所見の記録（肺聴診図）

　体内音の聴診の利点はその利便性にある。手軽な聴診器によって，簡便にいつでも疾患の病態を把握し，その拡がりと経過をみることができる。しかし最大の欠点は，聴診器は身近な診療器具だが，「耳で聴く音」であるため客観性に乏しく，正確な肺聴診の教育と普及が十分でないことである。

　筆者は肺音所見に客観性をもたせるため「肺聴診図」を考案した（図8）。この基本図は電子カルテに搭載して，日常診療で活用している。縦軸は音の大きさ（dB，デシベル），横軸は時間，これに肺音波形，聴診部位，異常な肺音の種類を記載する。聴診所見は時間軸波形を参考にして，高音では密，低音は粗な波形を描いて表現する。我々の施設の電子カルテでは，肺音波形はフリーハンドで自由に描くことができる。

　以下に，基本の肺聴診図，呼吸音の減弱・増強・消失，例として連続性ラ音の笛音，断続性ラ音の捻髪音を示す。

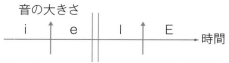

音の大きさ

i 吸気相（inspiratory phase）　聴診部位（番号）
e 呼気相（expiratory phase）　肺音の種類
I 深吸気相　　　　　　　　　　（聴診図には異常所見のみ記載）
E 強制呼気相

呼吸音の減弱と消失（diminished, absent）

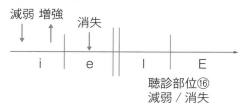

気管支喘息発作の笛音（wheezes）

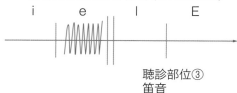

COPD の笛音（wheezes）

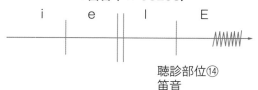

肺線維症（蜂窩肺）の捻髪音（fine crackles）

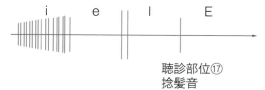

過敏性肺炎の捻髪音（fine crackles）

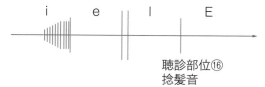

図8　肺聴診図と記載法

E 聴診から疾患へ

　聴診音の発生機序を理解することにより，聴診所見から肺内および肺外病変の病理病態を推測，さらには疾患とその拡がりを推測することができる（**表8**）。この際，**低音は胸壁全体へ拡がり，高音は病変部に限局する傾向がある**ことを念頭において聴診する。

> 肺音の異常所見
> 1）呼吸音の減弱，消失，増強　2）気管支音化　3）副雑音
> 肺音の異常→異常な肺音の種類を特定→異常な肺音の発生機序→病態の考察→疾患の鑑別

表8　聴診所見からみた病態と疾患

いびき音（低音） rhonchi	①粘稠な痰の振動→痰や浸出液が多い→気管支喘息発作，気管支拡張症（感染合併），COPDの急性増悪，重度の肺水腫（うっ血性心不全） ②太い気道の壁の振動→気管や中枢気道の狭窄→気管腫瘍，中枢気管支の狭窄，気道異物
笛音（高音） wheezes	細い気道の壁の振動→末梢気管支の狭窄→気管支喘息，COPD，慢性気道感染症（感染を繰り返す気管支拡張症）
水泡音 coarse crackles	気道内の痰が破裂→痰や浸出液が多い→気管支拡張症（感染合併），気管支喘息発作，COPDの急性増悪，細菌性肺炎・気管支炎，重度の肺水腫（うっ血性心不全）
捻髪音 fine crackles	閉塞した末梢気管支の再開通音→肺の含気低下または末梢気管支の炎症，浮腫，喀痰，浸出液による閉塞→特発性間質性肺炎・肺線維症，細気管支炎，初期の細菌性肺炎・肺水腫（うっ血性心不全），放射線肺炎，過敏性肺炎
スクウォーク＊ squawks	細気管支の再開通時の振動音→細気管支が炎症や浮腫で狭窄→初期の肺炎・肺水腫（うっ血性心不全），細気管支炎，気管支拡張症，特発性間質性肺炎・肺線維症，放射線肺炎，過敏性肺炎
胸膜摩擦音 pleural rubs	臓側胸膜と壁側胸膜が接触し擦れ合う→胸膜の炎症初期および吸収期→胸膜炎（大量の胸水貯留では接触がないので聴かれない）

＊スクウォークの重要性：初期の肺炎の約15％に聴取され，発熱と咳嗽などの急性期症状では肺炎の早期診断に有用である

Column

私の聴診法

　忙しい実地医療，とくに外来診療では，肺聴診を胸部の前面と後面のすべての部位で行うことは現実的ではない。そこで医療面接での現病歴，既往歴，喫煙歴の情報，呼吸器疾患の頻度と好発部位を念頭に入れて，効率的かつ手早く漏れなく聴診する習慣を身につけることが必要になる。そのためには科学的エビデンスを学ぶことが重要だが，それに加えて日々の身近な診療の中から肺聴診のコツ（要領）を積み重ねる必要がある。

　呼吸器疾患つまり**肺聴診には，喫煙歴の情報は極めて重要で，単に喫煙の有無だけではなく，喫煙指数（例：20～60歳，20本/日＝指数800を診療録に記載）**によって慢性閉塞性肺疾患（COPD，しばしば気管支喘息を合併），肺線維症，肺がんなどの喫煙関連疾患の存在を念頭におくと，事前に聴診部位と所見を推測できる。さらに肺聴診の前に，肺音の特徴（p17-20参照），聴診器の構造と特性（p29参照），肺聴診による重症度の判定（Ⅳ部）を理解しておくと聴診力が上がる。

- ・換気能は呼吸音の大きさと比例する
- ・いびき音（rhonchi）などの低音は広範に伝わりやすく胸壁全体で聴かれる
- ・笛音（wheezes）などの高音は病変部に限局して聴かれる
- ・連続性ラ音は減衰することなく中枢気管支まで大きく伝わる（伝声管の原理）
- ・捻髪音は病変部に限局して聴かれる
- ・ベル型は膜型としても利用できる

　筆者の日常診療での聴診法を示すが，まず後面の聴診三角から聴診を始める（右図）。**後面の聴診では脱衣が容易，全肺内の情報が得られる，肺底部に病変が多いためである。**

1) 最初に呼吸音が良く聴かれる後面の聴診三角①②（p32）から開始し，音の大きさから左右肺の換気能と左右差を確認する。この際，患者が後ろ向きになると前傾姿勢になる傾向があり，しばしば「胸を張って」と声をかける。聴診音の左右差は，どちらかの肺または胸郭に病変があることを示唆する。この時点で，いびき音や笛音も聴取できる。

2) 後面の肺底部③④は，肺結核を除くと，肺線維症を代表とするびまん性肺疾患の好発部位である。また右肺底部は肺炎球菌性肺炎も好発するので，捻髪音，水泡音，スクウォークが頻繁に聴かれる。捻髪音は大，中，小に分類して（p73, 77），その広がりにも注意を払う。

3) 側胸部⑤⑥も肺底部と同様だが，前腋窩線まで聴診器を少し前へ進めて聴く方が良い。

4) ゆっくりした強制呼気⑦⑧では，COPDや気管支喘息でしばしば呼気終末に小さな笛音を聴取する。とくに気管支喘息では，患者が咳や発作を訴えなくても，強制呼気で笛音が聴かれることがあり吸入薬の継続指導に役立つ。

5) 最後に前面を聴診するが，初診患者や新規症状の訴えなど，特別な事情がなければ前面は省略して，後面の聴診だけで済ませている。前面⑨⑩では患者を横に向かせ，横から左右前面を聴診すると咳や口臭を避けることが出来る。

6）頸部聴診法は患者が脱衣できない状況でも，多くの情報を得られるので役に立つ（p52）。とくに救急現場や長期臥床している患者では，身につけておきたい手技である。

7）聴診が終わったら，必ず採音部（chest piece）と手指をアルコール綿で拭く。

私の肺聴診法 ～ まず後面の深呼吸から

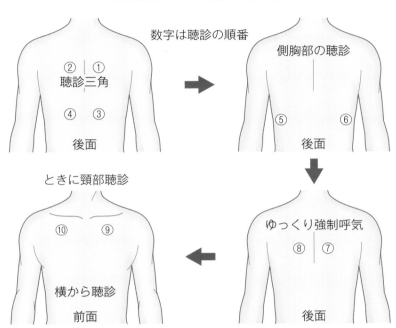

【参考資料】

　我々の大学病院は市中病院の現状に近く，初診患者3,000名の主訴は，重複回答で咳（65％），痰（40％），咽頭違和感（30％），胸痛（20％），息切れ（15％），喘鳴（15％），発熱（10％），背部痛（10％）であった。入院した約60名の肺炎球菌性肺炎の病変部位は，右肺のみ（30％），左肺のみ（10％），両肺（60％），上葉と下葉はほぼ同数，つまり右肺下葉に多くみられた。呼吸器外来では，咳や痰についての詳細な医療面接が必要で，肺炎で最も頻度が高い肺炎球菌性肺炎についてもデータを念頭においた聴診法が求められる。

　これまでは呼吸音の発生機序，副雑音の種類や背景にある病態生理について解説してきた。これらの肺音は従来，聴診器を用いて「音」として我々は自身の耳で聴いてきた。

　しかし，聴診所見は診察する医療者の診断能力に依存しており，「書類」という形式での客観的記録という点では難点がある。そこで，音響技術を応用して音の信号を「アナログ」から「デジタル」へ変換すると，画像として聴診所見の記録と解析が可能となる。

　図1は「いびき音」を(1)スペクトログラム(2)時間軸波形(3)パワースペクトラムの3つ1組で示している(肺音図)。本書のスペクトログラムは全て吸気から始まり，横軸が時間経過(10秒間)，縦軸が聴取音の周波数となっており，音の強弱は色調で示されている。赤色は最も強い音，次に黄色，緑色の順に弱くなる。時間軸波形は一定時間内，本書では100msec間の音波波形を示している。パワースペクトラムは横軸が音程の高低(周波数)，縦軸が音の強弱(振幅)を示している。

（サウンド）スペクトログラム（10秒間）　　　時間軸波形　　パワースペクトラム

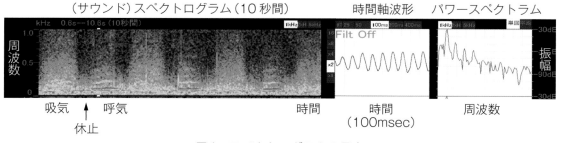

図1　スペクトログラムの見方

① 音の三要素

　音は空気の振動(音波)であり，感覚的には「音の三要素」の高さ(音程)，大きさ(音量：volume)，音色によって特徴づけられる。物理学的に音の高低は波長(周波数：frequency)，大小は振幅(amplitude)，音色(timbre, tone color, sound color)は波形によって区別し聴き分けることができる(表1，図2)。

　周波数の単位は1秒間の振動数であるヘルツ(Hz：hertz)，振幅はデシベル(dB：decibel)を用いる。物理的な音の高低は周波数で表すが，感覚的な音の高低はピッチ(pitch，音高)と呼び，周波数とピッチは必ずしも相関しない。つまり周波数が2倍に

表1　音の三要素

音程（周波数/Hz）		音量（振幅/dB）		音色（波形）
高い	低い	大きい	小さい	感覚的な表現
狭く伝播	広く伝播	気流速度の2乗に比例		優しい・激しい，など

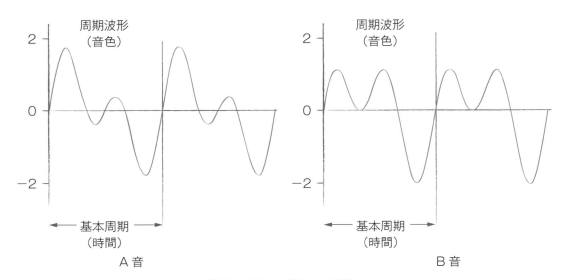

（縦軸：振幅　横軸：時間）

図2　音色，音量，音程

2つの異なった音の時間軸波形を示している。周期波形はA音とB音で異なっているので音色が違うことが分かる。振幅（波形の上下幅）はA音がB音より大きく，A音が大きく聴かれる。A音とB音の基本周期（時間）は同じ長さなので，基本周波数（基音）は等しく，高さは同じに聴かれる（＝音程，ピッチが同じ）。聴診で2つの音は「音色は違う」が，「同じ高さ」に聴こえる。

なってもピッチは2倍になるとは限らない。心音の聴診では，心雑音の高低を表すhigh-pitched-murmurやlow-pitched murmurをよく使っている。

　音色は，いくつかの周波数の音の集合体である複合音を感覚的にとらえたもので，日常的な口語では「きれいな音」「さわやかな音」「力強い音」などと表現される。その音色を構成する音の成分は，視覚的に時間軸波形（経時的な音の波形変化）とパワースペクトラムで確認することができる。数種類の純音が混ざった複合音には管楽器や弦楽器の音の様に同じ周期波形を繰り返すものと，周期波形が識別不可能な雑音がある（図3）。肺音では前者の例が連続性ラ音，後者の例が気管呼吸音でみられる白色雑音である。

　一般にヒトが聴くことができる音（可聴音）の周波数は約20〜20,000Hz，それ以上の聴こえない音を超音波と呼んでいる。肺音は周波数200〜2,000Hzの複数の音が混在したもので，一般に英語表記は複数形の“sounds”が用いられる。

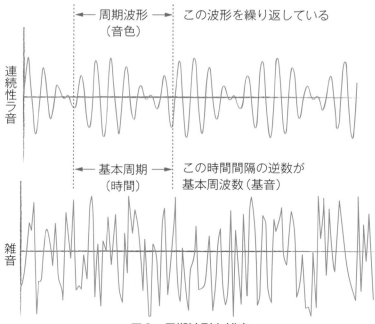

図3　周期波形と雑音

2つ以上の異なった周波数の音が混じった音を複合音という。複合音には，一定の規則性をもった周期波形を繰り返すものと（上段），あらゆる周波数の音が不規則に混じった雑音がある（下段）。前者が連続性ラ音，後者は気管呼吸音を代表する正常呼吸音のパターンである。「純音」「複合音」については「時間軸波形」(p44) を参照。

Key word

ピッチ（pitch，音高）

　感覚的な音の高さをピッチという。ピッチには周波数（Hz）などの物理的な単位は存在しない。周波数は音の高低を表す指標だが，厳密には複合音には適用できない。例えば，ピアノのドの音もオルガンのドの音も，音色（周期波形）は違うが同じ高さの音として聞こえる。つまり音色（周期波形）は違っても音の高低を聞き分けることができる。倍音や部分音を含む複合音では，周期波形の時間間隔（基本周期）の逆数である基本周波数（基音）がピッチを決めている。聴診では低いピッチの音，高いピッチの音と表現している。

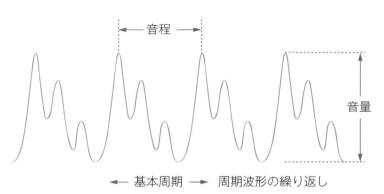

表2　主な音の音圧レベル

	音圧（パスカル：Pa）	音圧レベル（デシベル：dB）＊
最小可聴音	0.00002	0
ささやき声（距離1m）	0.0002	20
普通の会話（距離1m）	0.02	60
混雑した街中	0.2	80
地下鉄構内	0.5	90

＊デシベル（dB）：人が聴ける最小の音（最小可聴音）の音圧に比べて，何桁大きいかという値に20を掛けた
　相対的な値

　音の大小は，大気圧からの圧力変動である音圧を表しており本来の単位は，天気予報でもよく聞かれる“パスカル（Pa：pascal）”である。1気圧は約1,000ヘクトパスカル（hPa）であり，ヘクト（hecto）は100倍を意味する（1,000ヘクトパスカル＝100,000パスカル）。大きな音でも音圧にすれば約1Pa程度であり，可聴音の音圧は極めて小さいのだが，低音圧であっても音圧の大小の幅が広い。そこで，一般に振幅の単位は音圧のパスカル値を対数表示したデシベル（dB）を用いるが，デシベルは音の絶対値ではなく相対値である（表2）。

② 肺音を視る

Ⓐ 肺音のスペクトログラム

肺音を視覚的に捉えるには，肺音をアナログからデジタル信号へ変換（AD変換）し，音の三要素を画像として表示することが必要となる。音の画像表示法には冒頭で示したように，（サウンド）スペクトログラム（spectrogram），時間軸波形，パワースペクトラム（power spectrum）がある（肺音図）。特にスペクトログラムでは特徴をつかめば肺音を視覚的かつ容易に識別ができる。

肺音解析専用ソフトもあり，"EasyLSA"というソフトではstandardモード，crackleモード，wheezeモードがあり，肺音それぞれの特徴を強調，鮮明に描出できるようになっている（現在はスマートフォンを用いた"smartLSA"が開発されている）。本書で示す図はこの"EasyLSA"を使用している。

正常の肺音は複数の周波数成分がほぼ同じ音の強さで聞かれるので，均一色調（本書では黄緑色）の四角形の面状となる。呼吸音の増強や減弱があれば，色調の明暗から音の強弱が分かる。本書で用いているカラー表示では呼吸音，副雑音とも音の強弱については，青→緑→黄色→赤の順で強い音となる。さらに副雑音については，**連続性ラ音**では横軸に平行または並走する線（横縞），**断続性ラ音**では縦軸に平行の線（縦縞）となる。つまり「連続性」とは音波が時間的に連続し（横縞），「断続性」とは音波が時間的に不連続で単発している（縦縞）。連続性ラ音についてはスペクトログラム内の上方，下方に示されるかで音の高低が分かる。上方に示されれば高周波数＝高音性，下方に示されれば低周波数＝低音性ということになる。連続性ラ音と断続性ラ音が同時に存在する一例を図4に示す。なお，本書では心音が混入し，スペクトログラムの下方で横軸直近に赤

スペクトログラム（10秒間）

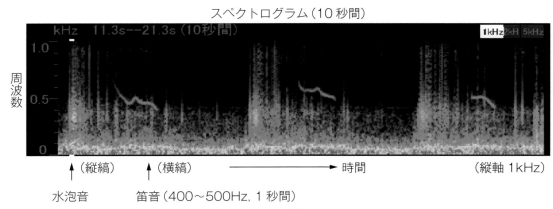

図4　気管支拡張症に聴かれた吸気前半の水泡音（断続性ラ音）と吸気後半の笛音（連続性ラ音）

43

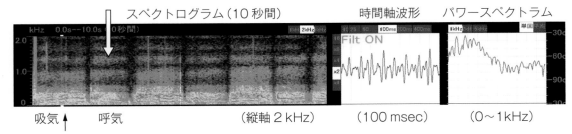

スペクトログラム（10秒間）　　　時間軸波形　　パワースペクトラム

吸気↑　　呼気　　　　　　　　（縦軸2kHz）　　　（100 msec）　　　（0〜1kHz）

（↑：この時点での時間軸波形，パワースペクトラムを示している）

図5　頸部で聴かれた気管狭窄による「いびき音」

色で示されている。

　人は会話をする時，周囲の無数の騒音の中から必要な音だけを選択して聴いており，実際に会話が成り立っている。肺の聴診でも，副雑音は心音や呼吸音の中に混在しているが，その特徴を明確に聴き分けることができる。一方，肺音は数種類の音が混在しているため，すべての聴診音の特徴を言葉で表現するのは難しい。しかし，肺音をスペクトログラムで解析すれば，その特徴を視覚的かつ客観的に表現し，肺音情報を共有することができる。その結果，「肺音を視る」ことは，肺聴診の自己学習と教育にとって極めて有用な手段となる。

　図5ではいびき音のスペクトログラム，時間軸波形，パワースペクトラムを示している。"ホルマント（formant）"と呼ばれる横縞（白矢印）はエネルギーが集中する振動数帯で，周波数の低いものからホルマント1（F1），ホルマント2（F2）と命名される。ちなみに犯罪捜査時などの音声による個体識別はホルマント構成（声紋）の違いによってなされる。

　この図では，約100〜300Hz領域に特徴的な強いエネルギー（赤色の横縞）をもった音がある。時間軸波形では周期波形が8個/100msec繰り返し（すなわち80個/秒），F1は80Hz，F2は160Hz，F3は240Hzであることが分かる。さらに上方に500Hz，800Hz，1,300Hz，1,600Hz周辺に弱いエネルギー（緑色）のホルマントが鮮明にみられる。パワースペクトラムでは，各ホルマントに相当する周波数で高い山がみられる。

Ⓑ　時間軸波形

　空気の振動（音波）である音は縦波のため，音の三要素を簡潔かつ視覚的に表現する時間軸波形が用いられている（図6）。縦軸に音の大小を示す振幅，横軸は高低を決める波長（時間）をとっている。空気が密なところでは音圧が高くプラス，疎なところでは低くマイナスとして表現する。

　音圧の最大点を「腹」，ゼロ点を「節」と呼び，腹と腹の時間的な距離が波長，腹から次の腹までの経過が周期である。この周期が1秒間に繰り返される数が周波数で，周波

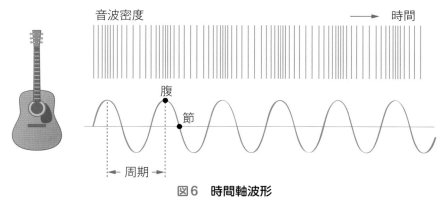

図6　時間軸波形

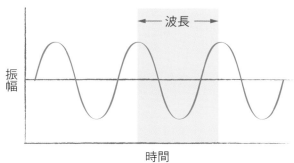

周波数＝1秒間あたりの繰り返し数
図7　基本的な正弦波（サイン波）

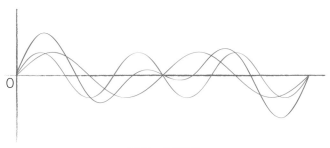

図8　複合音
2つの正弦波（赤，青）を合わせた複合音（緑）

数は音の高低を表す。波長，周波数，音の高低の関係は，次のようになる：波長が短い→振動数が多い→周波数が高い→高い音。逆の場合を考えると，波長が長い→振動数が少ない→周波数が低い→低い音となる。

　時間軸波形で基本的な正弦波（サイン波）は「ピィー」という純粋に澄んだ音で，「純音」といわれ聴力検査に使われている（図7）。一般の生活環境や聴診で聴かれる音は，さまざまな周波数の正弦波・純音が混在している「複合音」である（図8）。複合音の成分中で最も大きい音を基音（f, fundamental tone），その整数倍の周波数をもつ音を倍音，その

45

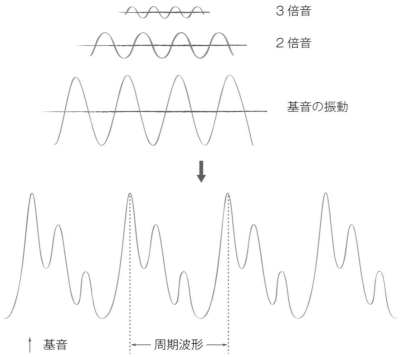

3倍音

2倍音

基音の振動

↑　基音　　←——　周期波形　——→

図9　連続性ラ音の基音と3倍音 (f, 2f, 3f) までを含む周期的複合音

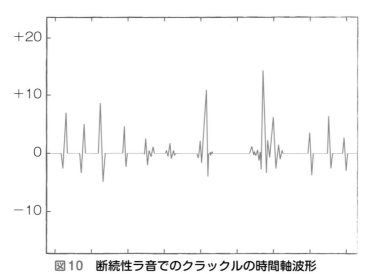

図10　断続性ラ音でのクラックルの時間軸波形
持続時間が異なる大小の強さをもったクラックルを示している。

他の音を部分音（成分音）と呼んでいる。音色がはっきりしている管弦楽器や連続性ラ音の時間軸波形では，基音とその倍音を含む周期的複合音は規則的な波形になる（図9）。
　一方，断続性ラ音のクラックル（crackle）は時間的に極めて短い単発の波形となる（図10）。

C パワースペクトラム（またはスペクトル，周波数分析，フーリエ解析）

　聴診時に聞かれる音と日常生活中に聞こえてくる多くの環境音は複合音である。複合音は多数の純音によって構成され（フーリエの法則），各純音は異なった周波数と振幅をもち，これらの純音をグラフ化したものがパワースペクトラムである（図11）。パワースペクトラムは縦軸に振幅と横軸に周波数を示し，複合音の異同や音色，雑音を一目で識別できる。

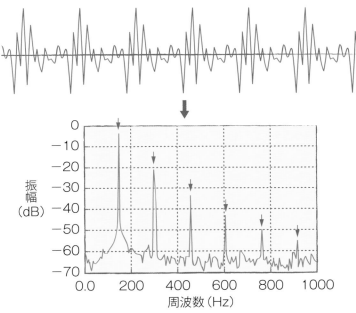

図11　連続性ラ音の時間軸波形とパワースペクトラム
基音とその整数倍に近い周波数の成分（↓）が多く含まれている。

Key word

フーリエの法則，フーリエ解析，フーリエ変換（Fourier analysis, Fourier transform）
　Fourier JBJ（フランスの数学者，物理学者：1768-1830）
　一定の周期をもった周期的複合音や光は，正弦波の組み合わせによって表すことができることをいう。言い換えると，全ての複合音は複数の正弦波（純音）に分解できる。現在，コンピュータによる計算で高速にグラフ化できる（高速フーリエ変換，FFT：Fast Fourier Transform）。もともとは，固体内での熱伝導に関する研究から熱伝導方程式（フーリエの方程式）を導き，これを解くためにフーリエ解析と呼ばれる理論を展開した。現在，音や光などの波動の研究に広く用いられている。

D 例1：白色雑音（気管音）の時間軸波形

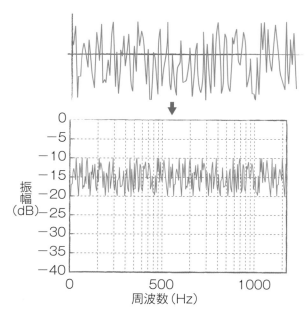

多数の異なった周波数の音が不規則に並び，どの音の振幅（音量）もほぼ同じである（p10）。

E 例2：いびき音の時間軸波形とパワースペクトラム

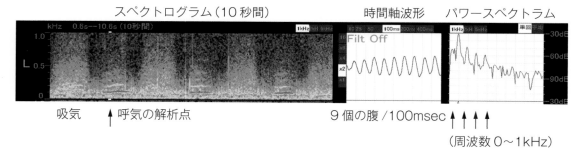

スペクトログラム（10秒間）　　　時間軸波形　　パワースペクトラム

吸気　　↑ 呼気の解析点　　　　　　9個の腹/100msec　↑ ↑ ↑
　　　　　　　　　　　　　　　　　　　　　　　　　（周波数0〜1kHz）

　呼気相のスペクトログラムには90Hzの基音（赤の横縞），その2倍音，3倍音，4倍音がみられ（黄の横縞），パワースペクトラムではそれぞれの音の周波数に一致した山としてみられる。聴診では90Hzの典型的ないびき音として聴かれる。

③ 各肺音の特徴

Ⓐ 肺音の分類

　各種肺音（呼吸音，副雑音）のスペクトログラムを図示，解説する前に，あらためて肺音の分類を表に整理しておく（**表3**）。これら肺音の特徴については I 部，II 部で詳述してあるが，ここではこの分類に沿って実際の症例で記録されたスペクトログラム，時間軸波形，パワースペクトラムの肺音図を示していく。

表3　肺音の分類

肺　音				
呼吸音		副雑音		
正常呼吸音	異常呼吸音	ラ音		その他
気管呼吸音 気管支呼吸音 （気管支肺胞呼吸音） 肺胞呼吸音	減弱・消失 増強 気管支音化	連続性ラ音	断続性ラ音	胸膜摩擦音 Hamman's sign
		いびき（様）音 笛（様）音 （スクウォーク）*	水泡音 捻髪音	

＊スクウォークは国際分類にはないが，重要な肺音である

Ⓑ 気管呼吸音 Tracheal sounds 🔊web

> **特徴と表現**
> 聴診部位：前頸部の気管上（前面　番号0）
> 聴診音：吸気と呼気，吸気と呼気の間に休止，高音，超大きい，粗い
> 長　さ：吸気：呼気＝1：1　（大きさ）吸気≦呼気
> 擬音語：シャー・シャー（白色雑音）

1. 健常人で聴かれる気管音

　正常呼吸音の中で最も高く，大きく，粗い。吸気と呼気の間に明瞭な休止がある。呼気は吸気に比べ大きく長く聴かれる。気管では乱流によって大きな呼吸音が発生し，頸部前面は音源に最も近い。咳をすると，聴診で耳が痛くなるほど大きな音が聴かれるので注意が必要である。頸部後面（⑪と⑫）では，音源から遠ざかるため，前面より小さく聴かれるが，聴診音は気管呼吸音に近くなる。

2．正常の気管呼吸音のスペクトログラム，時間軸波形，パワースペクトラム

スペクトログラム（10秒間）

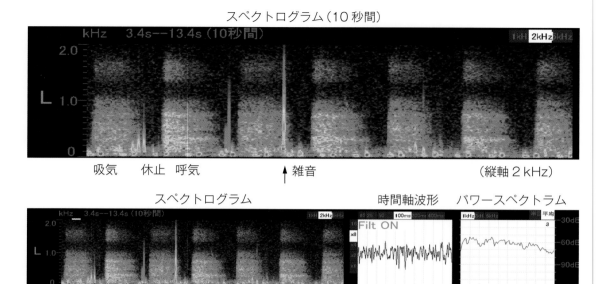

スペクトログラム　　　　　　　時間軸波形　　パワースペクトラム

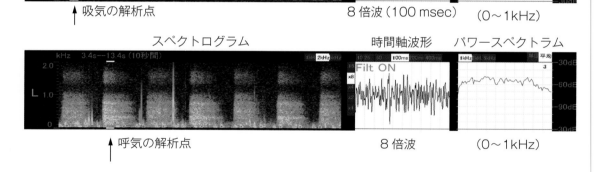

スペクトログラム：吸気音と呼気音の始まりは明瞭で，両者の間に明瞭な休止がある。呼吸音は多数の1kHz以下の音で構成されている。呼気の初期に最も強いエネルギー（黄色）がみられ，呼気音は吸気よりやや長い。最下段の赤い点は心音を示す。

時間軸波形：周期波形がない雑音の波形で，吸気に比して呼気での振幅が大きい。

パワースペクトラム：構成する1kHz以下の音はほぼ同じ振幅を示す（白色雑音の特徴）。

3．疾患における変化

① 気管音の大小は1回換気量（呼吸運動1回分の換気量）の増減とよく相関する。

- 閉塞性および拘束性換気障害をきたす疾患で気管音は小さくなる。
    - ➡ 慢性閉塞性肺疾患（COPD），肺線維症，間質性肺炎など。
- 換気量が増大する疾患や生理的状態で大きくなる。
    - ➡ 過換気症候群，発熱，運動など。

- 上気道（咽頭・喉頭・声門）および気管の狭窄
  - ➡ 喘鳴：急性喉頭蓋炎，抜管後の気道浮腫，アナフィラキシー，気道異物，喉頭腫瘍，甲状腺炎，声帯機能不全，気管癌（声門下）

② 副雑音の聴取

- 連続性ラ音の笛音といびき音は，頸部での聴診時に胸部より大きく聴かれる。とくに呼気で著明になる。
  - ➡ 頸部聴診法（p52）の重要性

Key word ━━━━

喘鳴（Stridor, Tracheal wheezes）

　喉頭および気管の狭窄に伴って発する楽音様の極めて大きな笛音である。頸部で最も大きく聴かれるが，離れていても聴診器なしで聴くことができる。一般にスペクトログラムでは500 Hz以上，約1,000 Hzに最大のエネルギーをもつ，主に吸気性の連続性ラ音である。しばしば喘鳴は吸気と呼気の両方で聴かれるが，とくに声門を含む狭窄では吸気が延長し，吸気でさらに大きく長く聴かれる（inspiratory stridor/wheezes）。その理由は，器質的な狭窄に加え，狭窄部は気流速度が速くベンチュリ効果（p11）で外気圧に比べて低くなり（図），さらに狭窄が進行して大きな笛音を発する。同様の原理で小児の百日咳（pertussis, whooping cough）では，短い咳が連続（staccato）した後に吸気で大きな笛音（whoop）が発生する。この繰り返しをレプリーゼ（reprise）と称している。一方，下気道である気管の狭窄では主に呼気で聴取される。

　基本的に喘鳴は笛音であり，気管支喘息やCOPDの増悪による笛音との鑑別，増強した白色雑音である気管および気管支呼吸音とは区別すべきである。鑑別には，頸部と胸部の両方で聴診することが重要である。

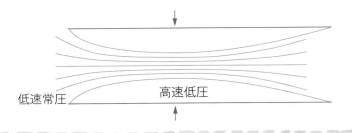

低速常圧　　　　　　　高速低圧

頸部聴診法（Auscultation over the neck, Cervical auscultation）

　肺聴診では主に胸部聴診が重視されてきたが，音響学的解析から頸部での聴診も極めて有用であることが知られている。嚥下時の頸部聴診法（cervical auscultation）は，咽頭部の嚥下障害を判定する簡便法として活用されている。

　頸部聴診では，前頸部の甲状軟骨下の気管外側に聴診器の膜型を置いて（図），気管呼吸音を聴取する。大きな膜面が皮膚に密着できないときは，ベル型をやや強く皮膚に押し当て聴診する（p29「聴診器の構造と特性」参照）。正常では呼気相の音源は主気管支から気管であるため，気管呼吸音の呼気音は肺音の中で最も大きい。気管呼吸音は肺全体の換気機能を反映しているため，**頸部聴診は換気状態の簡便な評価法として，とくに救急現場や長期臥床している患者では有用である。**

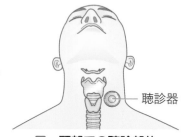

聴診器

図　頸部での聴診部位

　一方，気道内で発生した肺音は，気道内を中枢側（頸部）に向かってあまり減衰なく伝播する。したがって，しばしば胸部で聴かれたラ音（連続性ラ音，水泡音）が頸部聴診で大きく聴かれるが，遠く末梢で発生した高音性断続性ラ音（捻髪音）は頸部まで到達しないので頸部聴診では聴かれない。

　頸部聴診法の有用性：① 換気能の簡易評価，② 副雑音の聴取（頸部＞胸部）；いびき音，笛音，水泡音（注：捻髪音と胸膜摩擦音は聴取されない）

　嚥下時の頸部聴診法では，嚥下障害を診断するために嚥下音と嚥下前後の呼吸音を聴取する。健常人では，咀嚼音→嚥下音（平均0.5秒：1秒以下）→呼気音（気管呼吸音）の順に聴取される。嚥下音は肺音でいう低音性断続性ラ音のクラックルに相当し，擬音語ではゴクッ，ギュッ，ムギュ，ガリッと表し，固形物の嚥下に比べ液体で大きく聴かれる。嚥下音の発生機序は舌根の移動，喉頭蓋と食道の開閉，食塊の食道通過が考えられており，嚥下音はそれぞれに対応した音で構成されている。頸部聴診法による嚥下障害の判定は，嚥下造影検査（VF）結果と高い相関を示すが，不顕性誤嚥を判定することはできない。

●嚥下音の判定

嚥下音の異常	判定
長い，弱い，複数回の嚥下音	舌による送り込み障害，咽頭収縮の減弱 喉頭挙上障害，食道入口部の弛緩不全
泡立ち音，むせに伴う喀出音	誤嚥
嚥下音の合間の呼吸音	呼吸・嚥下パターンの失調 誤嚥や喉頭侵入の可能性

●嚥下後の呼気音の判定

呼気音の異常	判定
湿性音（wet sound），嗽音（gargling sound），液体の振動音	咽頭部の液体貯留，喉頭侵入，誤嚥
むせに伴う喀出音，喘鳴様呼吸音	誤嚥

肺音の分類では，湿性音は水泡音，液体の振動音はいびき音に対応すると考えられる

C 気管支呼吸音　Bronchial sounds 🔊web

> **特徴と表現**
> ・聴診部位：胸骨周囲 (前面：①と②)　肩甲間部 (後面：⑬と⑭)
> ・聴診音：吸気と呼気，吸気と呼気の間に休止，高音，大きい，粗い
> ・長　さ：吸気：呼気＝1：2〜3　(大きさ) 吸気≦呼気
> ・擬音語：シャー・シャー (白色雑音)

1. 健常人で聴かれる気管支呼吸音

　正常呼吸音の中で2番目に高く，大きく，粗い (気管音＞気管支音＞肺胞音)。呼気は吸気に比べ，大きく長く聴かれる。聴診部位は，大きな呼吸音の音源となる高さに位置するが，音源から前後に遠く離れるため聴診音は減衰して小さくなる。気管呼吸音に比べて，特に高音領域 (＞1kHz) の減衰が目立つ (高音遮断フィルター)。

2. 気管支呼吸音のスペクトログラム，時間軸波形，パワースペクトラム

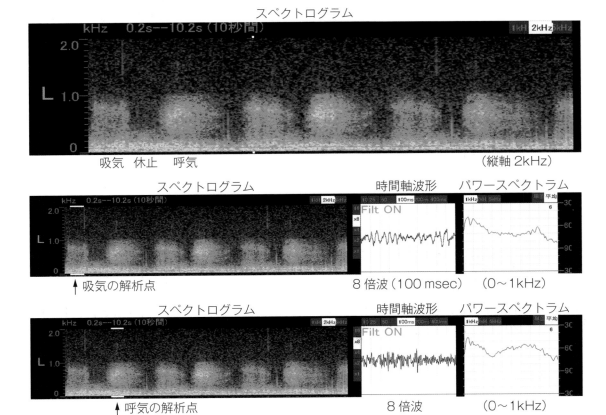

スペクトログラム：吸気音と呼気音の間に休止があり，両者は明瞭に区別できる。多数の1kHz以下の音で構成されている。呼気は吸気に比べエネルギーが強く（図ではより明るい色調），呼気の前半に最も強いエネルギー（黄色）がある。呼気時の音は吸気より大きく長い。

時間軸波形：周期波形がない雑音の波形で，吸気より呼気での振幅がやや大きい。

パワースペクトラム：構成する1kHz以下の音はほぼ同じ振幅を示す（白色雑音の特徴）。

D 気管支肺胞呼吸音 Broncho-vesicular sounds 🔊web

特徴と表現
- 聴診部位：胸骨下部の周囲（前面：①と②）　肩甲間の下部（後面：⑬と⑭）
- 聴診音：吸気と呼気，中等度の高さ，中等大，柔らかい
- 長　さ：吸気：呼気＝1：1　（大きさ）吸気≦呼気
- 擬音語：スー・スー

1. 健常人で聴かれる気管支肺胞呼吸音

　気管支呼吸音と肺胞呼吸音の中間の性質をもち，大きさと長さは，吸気と呼気でほぼ同じである。聴診部位は，音源として最大の領域の高さに位置するが，音源から前後に遠く離れるため聴診音は減衰して小さくなる。とくに高音成分は，肺組織に吸収され減衰が著しい。

2. 気管支肺胞呼吸音のスペクトログラム，時間軸波形，パワースペクトラム

スペクトログラム

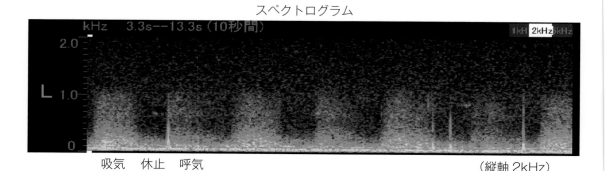

吸気　休止　呼気　　　　　　　　　　　　　　　　　　（縦軸 2kHz）

54

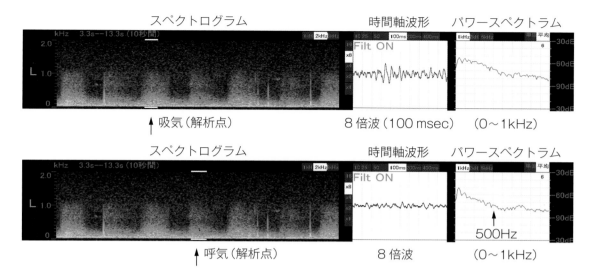

スペクトログラム	時間軸波形	パワースペクトラム
↑ 吸気（解析点）	8倍波（100 msec）	（0〜1kHz）
↑ 呼気（解析点）	8倍波	（0〜1kHz）

スペクトログラム：500 Hz以上の高音は肺組織で吸収され（肺組織は高音遮断フィルターとなる），主に500 Hz以下の音で構成されている。吸気と呼気のエネルギーは，ほぼ同じ緑色である。

時間軸波形：周期波形がない雑音の波形で，呼気より吸気の振幅がやや大きく肺胞呼吸音に近い性格を示している。

パワースペクトラム：構成する500 Hz以下の音では，高い周波数ほど振幅は小さくなっている（右下がり曲線：ピンク雑音）。

肺胞呼吸音 Vesicular sounds 🔊web

特徴と表現

- 聴診部位：中下肺野（前面：③〜⑧）　肺底部（後面：⑮〜⑱）
- 聴診音：吸気と呼気，低音，小さい，柔らかい
- 長　さ：吸気：呼気＝3：1　（大きさ）吸気＞＞呼気
- 擬音語：スー・ハァッ，スー・ハァッ

1. 健常人で聴かれる肺胞呼吸音

音源から遠く離れた肺末梢に接する部位（とくに肺底部）で聴かれる（p23参照）。低い柔らかい音で，呼気が極めて小さく短い。

2. 肺胞呼吸音のスペクトログラム，時間軸波形，パワースペクトラム

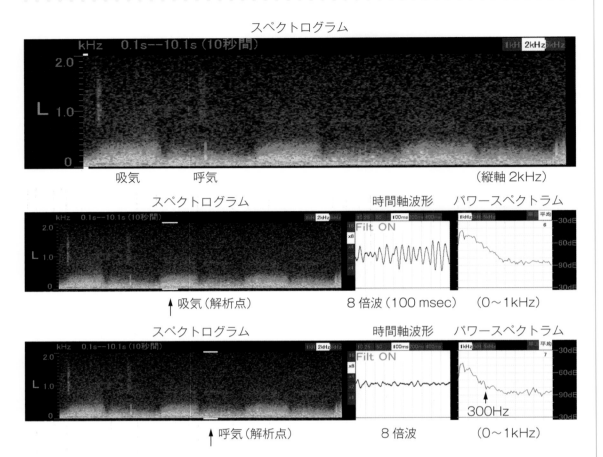

スペクトログラム

（縦軸 2kHz）

スペクトログラム：400Hz 以上の音は肺組織で吸収され（高音遮断フィルターの効果），
　吸気は主に 400Hz 以下，呼気は 300Hz 以下の音で構成されている。

時間軸波形：周期波形がない雑音の波形で，吸気の振幅は大きく，呼気では極めて小さい。

パワースペクトラム：構成する 200～400Hz 以下の音では，高い周波数ほど振幅は小さ
　くなっている（右下がり曲線：ピンク雑音）。

④ 異常呼吸音
Abnormal respiratory sounds

音源（気流）または音の伝播の異常によって生じる。気流の異常は換気の低下と増大であり，伝播の異常は音源から胸壁までの距離と，その間に介在する病変を反映する。

A 減弱・消失・増強 Diminished/Distant, Absent/Increased 🔊web

換気障害では気流の低下によって呼吸音の減弱と消失をきたし，換気の増大で呼吸音は増強する。

- 換気の低下：慢性閉塞性肺疾患（COPD），気道閉塞，胸膜癒着による肺の可動制限，呼吸筋麻痺。
- 伝播障害：胸水，気胸，高度の肺気腫，胸膜肥厚，高度の肥満。

右側大量胸水による肺胞呼吸音の減弱と反対側左側での呼吸音増強

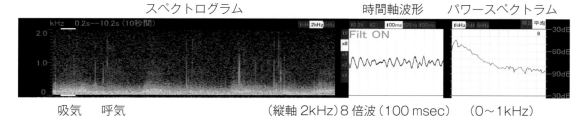

スペクトログラム　　　　　　時間軸波形　パワースペクトラム

吸気　呼気　　　　　　　　（縦軸2kHz）8倍波（100 msec）　（0〜1kHz）

▲ 聴診部位　⑰（右肺底部）　肺胞音の減弱（右側胸水貯留例）

　胸水が貯留した右肺の肺胞呼吸音はほぼ消失している。大量胸水によって右肺は虚脱して換気は低下，右肺での呼吸音の発生は極めて小さい。さらに聴診部位は胸水貯留によって音源から遠く離れ，呼吸音の減衰は著しく，肺胞呼吸音はほぼ消失している。

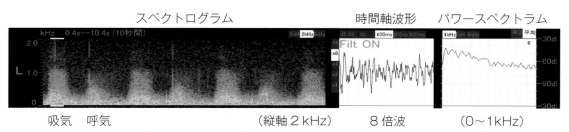

スペクトログラム　　　　　　時間軸波形　パワースペクトラム

吸気　呼気　　　　　　　　（縦軸2 kHz）　　8倍波　　（0〜1kHz）

▲ 聴診部位　⑱（左肺底部）　肺胞音の増強

　一方，左肺は代償的に換気が増大し，気流速度は速くなり大きな呼吸音が発生する。その結果，肺胞呼吸音は吸気と呼気ともに著しく高音になって増強し，とくに吸気音は気管・気管支音に匹敵する強さになっている。

Ⓑ　気管支音化 Bronchial breathing 🔊web

　気管支音化とは，呼吸音の伝播が亢進し，肺末梢で気管支呼吸音が聴かれることである。しかし呼吸音の画像解析からは，むしろ「気管支呼吸音様または気管支肺胞呼吸音様に聴かれる」とするのがよい（私見）。気管支音化では，吸気と呼気の呼吸音は高さ，大きさ，長さが同じように聴かれる。

　正常肺では，中枢気道で発生した呼吸音は空気を含む肺胞領域で減衰し，とくに高音の減衰は大きく，末梢ではいわゆる肺胞呼吸音となる。しかし浸潤影のなかに気管支が開存している肺炎や無気肺では末梢の含気が無くなり，水は音の減衰が小さいため，浸出液（水分）によって呼吸音の伝播が亢進し気管支音化する。一方，完全に気管支が閉塞すると呼吸音は消失または減弱する。

特発性器質化肺炎（COP/BOOP）による気管支音化

スペクトログラム　　　　　　　　　時間軸波形　　パワースペクトラム

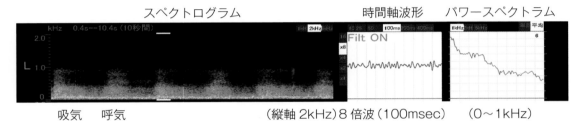

　吸気　　呼気　　　　　　　　　　（縦軸 2kHz）8 倍波（100msec）　　（0〜1kHz）

▲ 聴診部位　⑬（右肩甲間部）　気管支肺胞呼吸音

スペクトログラム　　　　　　　　　時間軸波形　　パワースペクトラム

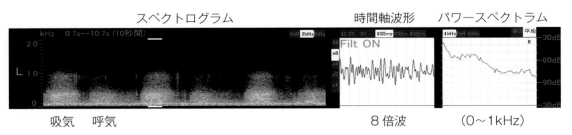

　吸気　　呼気　　　　　　　　　　　　8 倍波　　　　（0〜1kHz）

▲ 聴診部位　⑰（右肺底部：病変部）　肺胞音　→　気管支音化

　上段に正常の気管支肺胞呼吸音，下段：特発性器質化肺炎による気管支音化

　特発性器質化肺炎によって，気管支透亮像（airbronchogram）を伴う浸潤影が，右下葉（S^9，S^{10}）の胸膜直下から中間領域まであった。右肺底部（⑰）では呼吸音が増強し，吸気でのエネルギーが強いが，呼気でも気管支肺胞音に匹敵する呼吸音がみられる。

5 主な副雑音
Adventitious sounds

呼吸運動に伴って発生する健常人では聴かれない異常な音である。副雑音には，肺内から発生する連続性ラ音と断続性ラ音があり，肺外から発生する音としては胸膜摩擦音とHamman's signがある。ごく稀に肺内から肺動脈狭窄に伴う収縮期の血管雑音が聴取される。

A 連続性ラ音 Continuous sounds

連続性ラ音とは，音を時間軸でみると，音波が時間的に連続している（p46）。

気道狭窄や粘稠な痰によって発生し，0.25秒以上持続する管楽器様の音である。いびき音（低音性連続性ラ音：周波数200〜250Hz以下）と笛音（高音性連続性ラ音：300〜400Hz以上）に分類され，スペクトログラムでは特徴的な横に流れる明瞭な横縞としてみえる（p43）。実際の聴診でも250〜300Hzの音は笛の音に類似した音として聴かれ，純粋に単一の周波数からなる単音性（monophonic）の音（ヒュー・ヒュー）と，異なった周波数の音が混在した多音性（polyphonic）の絞りだすような音（ギュー・ギュー）がある。連続性ラ音の聴診では，胸壁の病変部に加えて頸部の気管上でさらに大きく聴かれる（p33, 52参照）。

●いびき音 Rhonchus/Rhonchi（発音：ロンカイ） web

> **特徴と表現**
> ・聴診部位：全肺野で聴かれる
> ・聴　音：吸気または呼気，両方　（長さ）長い
> ・擬音語：ブー・ブー，グー・グー

1. 発生機序と音質

　気道狭窄に伴う太い気道の壁または気道内の粘稠な痰の振動によって，気体の圧力変動をきたして音を発生する。大きく柔らかい組織の振動は，周波数200～250 Hz以下の単音性，低音性，大きな連続性ラ音となる。本来，気流速度の速い気管，1次～2次気管支などの中枢気道が狭窄するため呼吸音は増強し，それと同時に吸気，呼気，または両方にいびき音が聴かれる。一方，粘稠な痰の振動だけでは，呼吸音の増強は伴わない。

2. いびき音のスペクトログラム，時間軸波形，パワースペクトラム

【症例1】 web

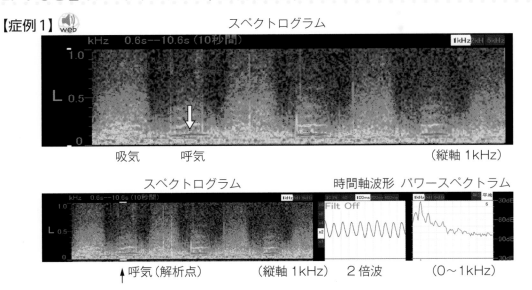

スペクトログラム

吸気　　　呼気　　　　　　　　　　　　　（縦軸 1kHz）

スペクトログラム　　　　　時間軸波形 パワースペクトラム

↑呼気（解析点）　　（縦軸 1kHz）　　2 倍波　　（0～1kHz）

　右主気管支が狭窄している肺癌患者の右上前胸部（③）での聴診音である。本来，肺胞呼吸音が聴かれる部位である。この患者では，増強した肺胞呼吸音を背景に，吸気初期と呼気全相に聴かれた典型的ないびき音を示す。呼気全相で90 Hzに最強のエネルギーをもつホルマント（白矢印，赤色の横縞：F1＝基音）が鮮明にみえる。その上方にF2，F3，F4の倍音がみえる（最下段の赤い点は心音）。

【症例2】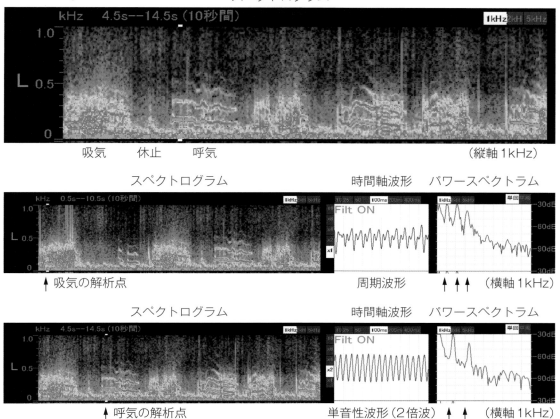

スペクトログラム

（縦軸 1kHz）

吸気　　　休止　　　呼気

スペクトログラム　　　　　　　時間軸波形　　パワースペクトラム

↑ 吸気の解析点　　　　　　　周期波形　　↑↑↑（横軸 1kHz）

スペクトログラム　　　　　　　時間軸波形　　パワースペクトラム

↑ 呼気の解析点　　　　　　　単音性波形（2倍波）↑　↑（横軸 1kHz）

　右中間気管支幹が狭窄している肺癌患者の右下前胸部（⑤）での聴診音である。吸気相と呼気相ともに延長し，大きないびき音が聴かれる。いびき音の強いエネルギーは，両相とも 400 Hz 以下に集中している（赤い横縞）。吸気では典型的な周期波形がみられる周期的複合音で（p46），約 100，200，300 Hz に強いエネルギーがある。呼気相では，160 Hz の基音と 320 Hz の倍音がみられ（2 本の赤い横縞），明瞭な単音性いびき音として聴かれる。

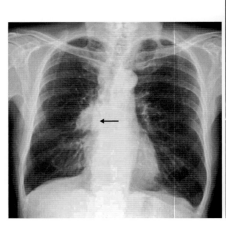 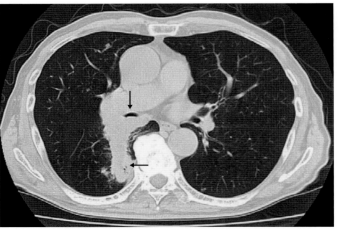

　胸部XPでは，右肺門の腫大と濃度上昇がみられる。胸部CTでは，中間気管支幹は腫瘍によって狭窄し（↓），右S⁶は無気肺（←）になっている。

3．鑑別が必要な副雑音

① 笛音

　定義では周波数200～250Hz以下がいびき音，300～400Hz以上が笛音とされている。しかし実地医療ではしばしば，両者の境界周波数である250Hz前後の連続性ラ音の区別が難しいことがある。音の広がりなどを参考に鑑別するが，肺音の視聴覚教材で音感を身につけておくとよい（p19，表3参照）。

② 太い気道の狭窄によるいびき音と粘稠な痰によるいびき音の鑑別

　気道狭窄では呼吸音の増強を伴い，粘稠な痰では咳によって変化する。

4．聴取される疾患

- 気道狭窄→気管および太い気道の腫瘍，気道異物，瘢痕性狭窄。
- 粘稠な痰→気管支喘息発作，気管支拡張症（感染合併），COPDの急性増悪，重度の肺水腫（うっ血性心不全）。
- 小児で固定したいびき音が聴取されたら，気道異物を疑う。

5. 病理的解説

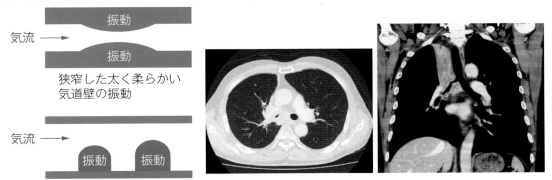

気流 →

狭窄した太く柔らかい
気道壁の振動

気流 →

気道内の粘稠な分泌物の振動

右主気管支の狭窄（肺癌）

聴診のポイント

・低音は伝播がよく（音の減衰が小さい），病変部以外にも広く胸壁で聴取される。

・粘稠な痰では咳によって変化する。

・太い気道狭窄では，呼吸音の増強を伴うことが多い。

・頸部聴診で大きく聴かれる。

●笛音　Wheeze/Wheezes（発音：ウィーズ）

> **特徴と表現**
> ・聴診部位：全肺野で聴かれる
> ・聴診音：主に呼気，または両方，ときに呼気のみ　（長さ）長い，吸気＜呼気
> ・擬音語：ヒュー・ヒュー/ピィー・ピィー（単音性），ギュー・ギュー（多音性）

1. 発生機序と音質

　末梢気道の狭窄に伴う薄く硬い気道壁の振動によって，気体の圧力変化をきたし音を発生する。軽く硬い組織の振動は，周波数300〜400Hz以上の高音で小さい連続性ラ音となる。高音は低音に比べ減衰が大きいため，病変部の近傍ではよく聴こえるが，音源から遠ざかると消失する。

2. 笛音のスペクトログラム，時間軸波形，パワースペクトラム

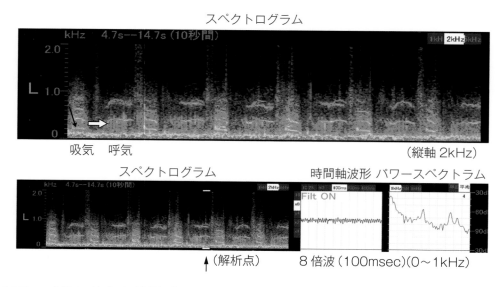

COPDの感染に伴う急性増悪での胸骨右側周辺（①）での聴診音である。本来，気管支呼吸音が聴かれる部位である。この患者では呼気が延長し，吸気で200Hzのいびき音（赤色の横縞：黒矢印）およびその上方の三つの横縞として描出されている。呼気では本来の呼吸音は減弱してみえず，約400Hz（F1）と約850Hz（F2）の多音性の絞り出すような笛音が聴かれ，その笛音（黄緑色の横縞）が鮮明にみえる。さらに呼気では水泡音（緑色の縦縞，白矢印）があり，痰が多く呼気性呼吸困難を呈していることがみてとれる。聴診所見と喀痰の性状をみれば，細菌性肺炎の初期像を捉えることが可能である（最下段の赤い点は心音）。

3. 健常人で聴かれる笛音

健常人でも，一気に”努力性”の強制呼気をすると多音性の笛音が聴かれる（p31参照）。しかし健常人で安静時の深呼吸では聴かれることはない。

4. 鑑別が必要な副雑音

いびき音

定義では周波数300～400 Hz以上が笛音，200～250 Hz以下がいびき音とされている。実地医療では，しばしば250 Hz前後の連続性ラ音の区別が難しいが，咳による変化，音の広がりなどを参考に鑑別する（p19，表3参照）。

5. 聴取される疾患

気管支喘息，COPD，慢性気道感染症（感染を繰り返す気管支拡張症やびまん性汎細気管支炎）。気管支喘息発作では初期には呼気，進行すると吸気と呼気の全相で聴かれ，多音性を呈する。重症の発作では，気道が閉塞して肺音は聴取できない（p82）。気管支喘息やCOPDの安定期でも，ときに強制呼気の終末で単一周波数の単音性笛音が聴かれる（p31）。

6. 病理的解説

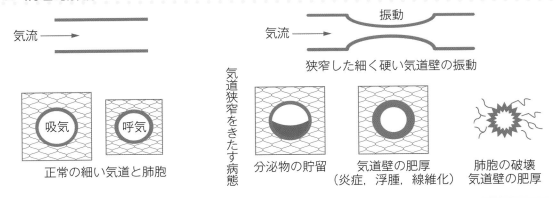

気流 →
正常の細い気道と肺胞
吸気　呼気

気道狭窄をきたす病態

気流 →
振動
狭窄した細く硬い気道壁の振動

分泌物の貯留　気道壁の肥厚（炎症，浮腫，線維化）　肺胞の破壊 気道壁の肥厚

聴診のポイント

- 高音は伝播が悪いため（音の減衰が大きい），胸壁上で広く聴診すること。胸壁上の狭い範囲だけでは聴き逃す恐れがある。
- 頸部聴診で大きく聴かれるため，全肺からの笛音の情報がえられる。
- 症状の安定期でも，ときに胸部後面においては強制呼気により笛音を聴取する。
- 重度の気道狭窄では呼気で気管支が閉塞し，吸気相のみ笛音を聴取する。

●スクウォーク Squawk/Squawks, Short wheeze/wheezes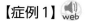

> **特徴と表現**
> ・聴診部位：主に下肺野・肺底部で聴かれる
> ・聴診音：断続性ラ音に伴って吸気の中盤から終末　（長さ）短い（＜0.25秒）
> ・擬音語：キュッ・キュッ，ギュッ・ギュッ

1. 発生機序と音質

　軽く閉じていた，または狭窄していた細気管支へ吸気時に空気が穏やかに流入し，気管支の再開通時に気管支壁が振動することによって音が発生する。比較的末梢の気管支のため，**断続性ラ音に伴って吸気の中盤から終末に聴かれる短い連続性ラ音**である。再開通する気管支はさまざまなので，高低は不規則かつ不定期に聴かれる。一方，強固に閉じた気管支へ急速に空気が流入すると，気体の急激な圧力変動でcrackleが発生する（断続性ラ音）。スクウォークは200〜300 Hzの連続性ラ音だが，極めて短い（＜0.25秒）ので他の連続性ラ音とは明確に区別される。

2. スクウォークのスペクトログラム，時間軸波形，パワースペクトラム

【症例1】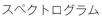

スペクトログラム

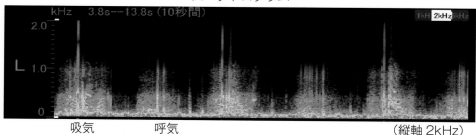

吸気　　　　呼気　　　　　　　　　　　　　　　（縦軸 2kHz）

スペクトログラム　　　　　　　時間軸波形 パワースペクトラム

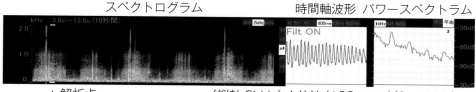

↑解析点　　　　　　　（縦軸 2kHz）4 倍波（100msec）（0〜1kHz）

　びまん性汎細気管支炎（DPB）の患者での左前側胸部（⑥）での聴診音である。本来，肺胞呼吸音が聴かれる部位である。この患者では，吸気相の水泡音（縦縞）の直後に220 Hzのスクウォーク（横縞）がみえる。吸気と呼気に水泡音（縦縞）があり，痰が多く末梢の気管支を痰が閉塞していることが推測される（最下段の赤い点は心音）。

【症例2】

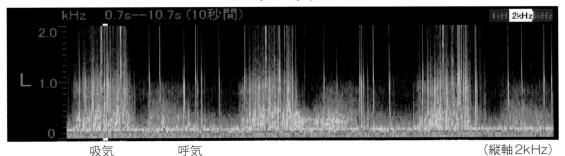

スペクトログラム

吸気　　　呼気　　　　　　　　　　　　　　　（縦軸2kHz）

（縦縞は捻髪音を表している）

スペクトログラム　　　　　　　時間軸波形　パワースペクトラム

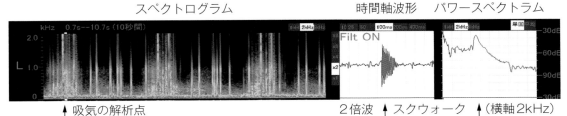

↑吸気の解析点　　　　　　　2倍波 ↑ スクウォーク ↑（横軸2kHz）

　特発性器質化肺炎（COP/BOOP）の右前面中胸部（③）での聴診音である。吸気相の全般に細かい捻髪音，呼気相にも散発的に捻髪音が聴かれる。吸気相の中盤に，約700Hzの比較的高音のスクウォーク（↑）がキュッと聴かれる。肺音解析では，吸気相に小さい散発的なクラックルがみられ，含気低下に伴う末梢気管支の閉塞と狭窄が推測される。

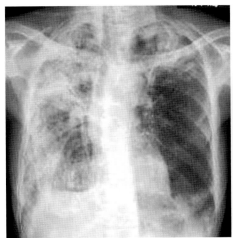
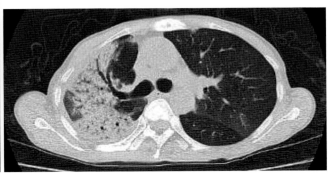

　胸部XPでは，右全肺野に胸膜側を中心に中枢側まで及ぶすりガラス陰影と浸潤影がみられ，左肺尖部にも浸潤影がある。胸部CTでは，比較的末梢まで明瞭な気管支透亮像（airbronchogram）を伴う浸潤影がみられる。経気管支肺生検で器質化肺炎の病理診断がえられ，ステロイド投与によって改善した。

3. 鑑別が必要な副雑音

いびき音と笛音

　スクウォークは200～300 Hzの連続性ラ音だが，吸気終末に聴かれ極めて短い（＜0.25秒）ので他の連続性ラ音とは明確に区別される。

4. 聴取される疾患

　末梢気管支の軽い閉塞の原因として，以下のものがある。

①肺の含気が減少：間質性肺疾患（肺線維症・特発性間質性肺炎，放射線肺炎，過敏性肺炎など），初期の肺うっ血・肺水腫（うっ血性心不全）。

②痰による閉塞：**初期の肺炎（約15％に聴取）**，肺水腫（うっ血性心不全），細菌性細気管支炎，気管支拡張症（感染合併），びまん性汎細気管支炎（DPB）。

5. 病理的解説

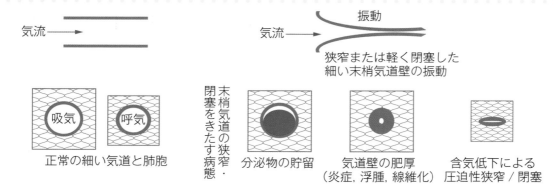

気流——→

気流——→　振動

狭窄または軽く閉塞した
細い末梢気道壁の振動

正常の細い気道と肺胞

末梢気道の狭窄・閉塞をきたす病態

分泌物の貯留

気道壁の肥厚
（炎症，浮腫，線維化）

含気低下による
圧迫性狭窄／閉塞

吸気　呼気

聴診のポイント

・肺底部，断続性ラ音に伴って吸気の中盤から終末，極めて短い連続性ラ音がキーワードである。

・発熱と咳嗽などの急性期症状を伴えば肺炎の早期診断に有用との報告もある。

B 断続性ラ音 Discontinuous sounds

断続性ラ音とは，音を時間軸波形でみると，音波が休止期をもって不連続にみえる（p46）。

短い弾ける様な音（クラックル：crackle）で水泡音と捻髪音に分類され，スペクトログラムでは特徴的な縦縞が散発的またはやや規則的に不連続に集合してみえる（p43）。水泡音（250～500Hz）は気道内の分泌物が弾けることによって発生，捻髪音（500～1000Hz）は肺の含気が減少して閉塞した気管支が，吸気で再開通するときの急激な気体の圧力変化によって発生する。ときに捻髪音は，呼気時にも急激な気管支の閉塞によって発生するが，吸気時に比べてその圧変動は小さい。

● 水泡音 Coarse crackle/crackles（発音：コース・クラックル）

> **特徴と表現**
> ・聴診部位：全肺野で聴かれる
> ・聴診音：吸気または両方　（長さ）短い
> ・擬音語：ゴロッ・ゴロッ，ブツッ・ブツッ，パリッ・パリッ

1. 発生機序と音質

貯留した痰が呼吸運動によって弾けて，気体の圧力変動をきたし水泡音を発生する。したがって，気道内に気体と痰が同時にあることが前提となる。吸気前半から始まる低音（250～500Hz）の粗い断続性ラ音である。スペクトログラムでは，縦に太く（約15msec）短く伸びた線（crackle）が散発的に集合してみられる。痰が音源のため体位変換や咳によって消失または変化する。

2. 水泡音のスペクトログラム，時間軸波形，パワースペクトラム

【症例1】

スペクトログラム

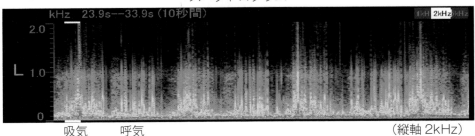

（縦軸 2kHz）

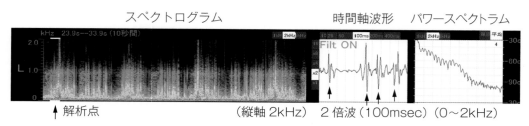

スペクトログラム　　　　　　　時間軸波形　パワースペクトラム

↑ 解析点　　　　　　　　（縦軸2kHz）　2倍波（100msec）（0〜2kHz）

　感染を繰り返す気管支拡張症の患者での肩甲間部左側（⑭）での聴診音である。本来，気管支呼吸音が聴かれる部位である。この患者では，吸気と呼気に約1kHzまで伸びる縦縞（クラックル：標準表示設定）が散発的にみられ，強いエネルギー（赤色）は約500Hz未満に存在している（最下段の赤い点は心音）。時間軸波形では縦に伸びる振幅の大きいクラックルが散発的にはっきりとみえる（黒い矢印）。

【症例2】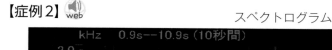

スペクトログラム

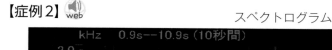

吸気　　　呼気　　　　　　　　　　　　　　（縦軸2kHz）

（縦縞は水泡音，黄色と緑色の横縞は笛音を表している。赤色の強いエネルギーは約500Hz以下にある）

スペクトログラム　　　　　　　時間軸波形　パワースペクトラム

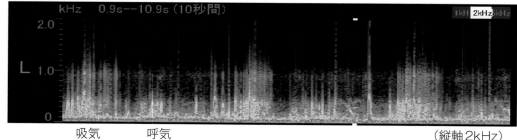

↑ 吸気の解析点　　　　↑↑　↑　　↑　　水泡音（2倍波）

スペクトログラム　　　　　　　時間軸波形　パワースペクトラム

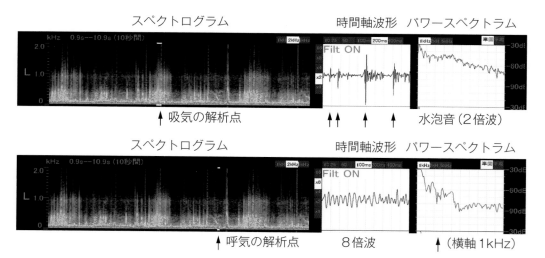

↑ 呼気の解析点　　　8倍波　　　↑（横軸1kHz）

　超高齢の肺炎球菌性肺炎（初期像）の右後面肺底部（⑮）での聴診音である。吸気相の全般に水泡音が聴かれ，ときに終末に捻髪音が聴かれる。呼気相では散発的に水泡音，呼気終末に約300Hzの小さな笛音が聴かれ，痰によって末梢気管支は狭窄していると

考えられる。

来院時

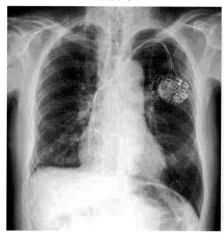
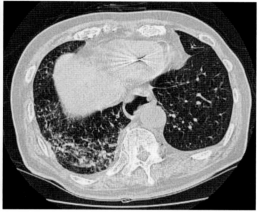

3日後

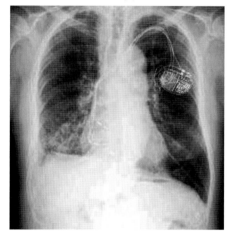

　来院時の胸部XPでは，右下肺野にわずかにすりガラス陰影がみられる。その時の胸部CTでは，右S^9とS^{10}の末梢にすりガラス陰影がみられ，肺炎球菌性肺炎の初期像と考えられる。抗菌薬の投与によって翌日には解熱したが，3日後の胸部XPでは右下肺野に浸潤影がみられた。肺炎では，これらの画像所見の経過は一般的で，解熱しても画像所見はいったん増悪して改善の経過をたどる。初期治療が早かったため7日で退院となった。細菌性肺炎の早期診断には，症状と詳細な聴診所見が極めて有用である。

3. 鑑別が必要な副雑音

①捻髪音「断続性ラ音」の表（p20, 表4）を参照。

②水泡音と捻髪音の混在：音の発生機序（次頁）を考えると, しばしば両者は混在することもある。

4. 聴取される疾患

　原因として痰が多い疾患：気管支拡張症（感染合併）, COPDの急性増悪または気管支喘息発作, 細菌性肺炎・気管支炎, 重度の肺水腫（うっ血性心不全）。

5. 病理的解説

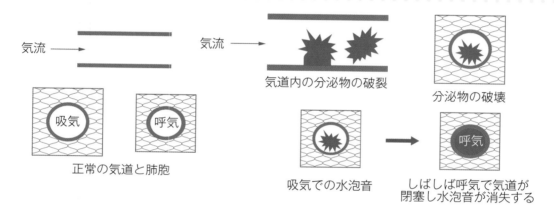

・低音性（大きい）, 散発的な断続性ラ音で, 咳によって消失または変化する。

72

●捻髪音 Fine crackle/crackles（発音：ファイン・クラックル）🔊web

> 特徴と表現
> ・聴診部位：中〜下肺野で聴かれるが，主に肺底部で聴かれる
> ・聴診音：吸気，ときに両方　（長さ）長い
> ・擬音語：パリッ・パリッ，バリッ・バリッ，ブツ・ブツ，チリッ・チリッ

1. 発生機序と音質

　基本的に捻髪音は含気が低下し，気道が閉塞していることを示す所見である。浮腫，浸出液，喀痰，細胞浸潤，線維化，重力などによる含気低下が原因で閉塞していた気管支が，吸気で急激に再開通するとき，気道内の気体の圧力変動をきたしてクラックルcrackleが発生する。より細い末梢気道の閉塞では細かく持続が短い捻髪音，やや中枢側の太い気道の閉塞では粗く大きい捻髪音が発生するとされる。スペクトログラムでは，吸気で縦に伸びた線（crackles）が密集して100個以上みられる。ときに呼気時にも急激な気管支の閉塞によって捻髪音が発生するが，吸気時に比べてその圧変化は小さい。筆者は，捻髪音の長さと大きさによって，小捻髪音，中捻髪音，大捻髪音に分類し記載している（p77, 85）。

　吸気初期または中期から始まる高音（500〜1000 Hz以上）の断続性ラ音で，短時間にクラックル（約5 msec）が100個以上連続して発生する。音の性状は小さく細かい音（小捻髪音）から，大きく粗い音（中〜大捻髪音）までさまざまで，病態や病変の進行度によって異なる。間質性肺炎でも過敏性肺炎や間質性肺炎ですりガラス陰影がみられる初期病変では細かく小さな持続時間の短い小捻髪音が聞かれ，間質性肺炎が最も進行した状態の蜂窩肺（honeycomb lung）では吸気の全相に大きい粗い大捻髪音が聴かれる。閉塞した末梢気管支の再開通による音のため，深吸気で長く大きく聞かれるが，ときに数回の深吸気で減弱する傾向がある。

2. 捻髪音のスペクトログラム，時間軸波形，パワースペクトラム🔊web

スペクトログラム

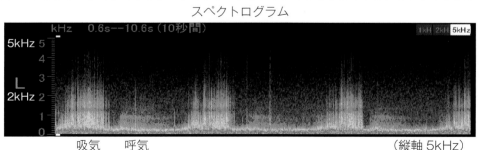

吸気　　呼気　　　　　　　　　　　　　　　　　　　（縦軸 5kHz）

スペクトログラム　　　　　　　時間軸波形　パワースペクトラム

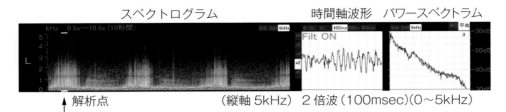

（縦軸 5kHz）　2 倍波（100msec）(0〜5kHz)

特発性肺線維症（蜂窩肺）の左後側胸部（⑱）での聴診音（中捻髪音）である．本来，肺胞呼吸音が聴かれる部位である．吸気の後半に一部は約2kHzまで伸びる大きな縦縞（crackleモード設定）が密集してみられ，強いエネルギー（赤色）は主に約1kHz未満に存在している．やや中枢側から気道が閉塞していることを示す（最下段の赤い点は心音）．時間軸波形では振幅の大きいクラックルが連続して多数みられる．

3. 過敏性肺炎の捻髪音 web

　過敏性肺炎の右後側胸部（⑰）での聴診音（小捻髪音）である．本来，肺胞呼吸音が聴かれる部位である．吸気中期から徐々に大きくなり（crescendo）一部は約1kHzまで伸びる縦縞（crackleモード）が吸気後半に密集してみられ，強いエネルギー（赤色）は，主に300〜400Hzにある．やや細い末梢気道が緩く閉塞していることを示す．呼気にも数個の断続性ラ音がみられるが，極めて小さいエネルギーである（最下段の赤い点は心音）．時間軸波形では，振幅の小さいcrackleが連続して多数みられる．

スペクトログラム

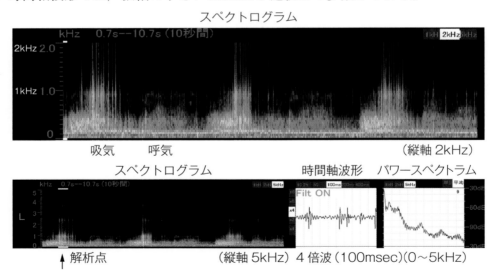

吸気　　　呼気　　　　　　　　　　　　　　　　（縦軸 2kHz）

スペクトログラム　　　　　　　時間軸波形　パワースペクトラム

（縦軸 5kHz）　4 倍波（100msec）(0〜5kHz)

4. 健常人で聴かれる捻髪音

- 聴診器の膜面と皮膚との不完全な密着で聴診したとき（皮膚との摩擦音）．
- 高齢者の肺底部を聴診したとき（仮説：老化によって肺支持組織がたゆみ，重力効果で肺底部の含気が減少し，閉塞した末梢気道が吸気で急激に再開通する）．

- 長時間の臥位から座位へ体位変換した直後（重力効果で肺底部＜臥位で下側に位置していた肺＞の末梢気道が閉塞し，座位への体位変換後に吸気で再開通する）。

「捻髪音」＝ 肺の含気低下

若年肺と気管支　　　　　　　　老人肺と気管支

健常老人の捻髪音

5. 鑑別が必要な副雑音

①水泡音（p19，表4を参照）。

②捻髪音と水泡音の混在：音の発生機序を考えると，両者は混在することもある。

6. 聴取される疾患

- 浮腫，浸出液，喀痰，細胞浸潤，線維化による含気の低下で末梢気管支が閉塞する病態。
- 線維性/間質性肺疾患（肺線維症・特発性間質性肺炎，放射線肺炎，過敏性肺炎など），石綿肺，軽〜中等度の肺うっ血・肺水腫。

7. 病理的解説

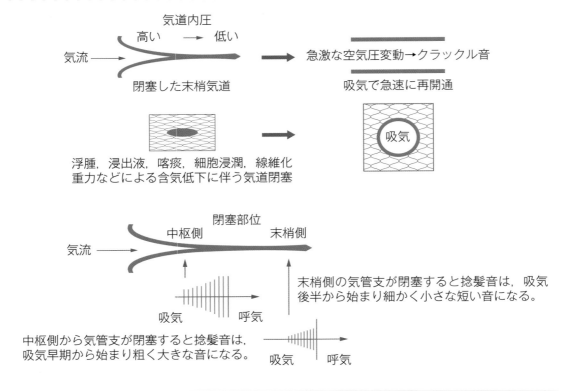

気道内圧
高い　→　低い

気流　→

閉塞した末梢気道

→　急激な空気圧変動→クラックル音

吸気で急速に再開通

浮腫，浸出液，喀痰，細胞浸潤，線維化
重力などによる含気低下に伴う気道閉塞

吸気

閉塞部位
中枢側　　　末梢側

気流　→

吸気　　呼気

末梢側の気管支が閉塞すると捻髪音は，吸気
後半から始まり細かく小さな短い音になる。

中枢側から気管支が閉塞すると捻髪音は，
吸気早期から始まり粗く大きな音になる。

吸気　　呼気

聴診のポイント

・主に肺底部の吸気相で聴かれる。

・捻髪音の始まり，持続時間，大きさ，拡がりを意識的に聴く。

・初回の吸気で大きく聴かれ，ときに数回の深吸気で減弱する傾向がある。

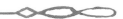

Column

捻髪音の分類

　断続性ラ音の中で，特に捻髪音は発生する呼吸相，高低，大小，密度によってさまざまで，一括して整理するのは難しい。そこで筆者は，捻髪音の大きさと長さによって，小捻髪音，中捻髪音，大捻髪音に分類し記載している（p85）。本文で示したように，肺線維症の蜂窩肺と過敏性肺炎の捻髪音は，スペクトログラムでも視覚的に大きな違いがある（p73-74）。国際肺音分類は個々の肺音を音響学的特徴から分類し，実地診療ではその分類を基に個々の副雑音の発生機序から病態や疾患を推定することが重要である。しかし，副雑音の発生機序を考慮せず，聴診所見を病名へ直結させていることが肺聴診の理解を妨げ，混乱を生じさせていると考えられる。

　基本的に水泡音は痰の破裂音で，捻髪音は含気が低下し気道が閉塞している所見である。したがって，丁寧な医療面接をして気道閉塞が中枢側か末梢側か，閉塞の原因は浮腫，浸出液，細胞浸潤，線維化，重力かを考察し疾患へ連結させることが重要である。

　一方，古くは断続性ラ音を表のように分類し，疾患と対応させる臨床研究が多く行われ，この分類を愛用している臨床医もいる。それぞれの特徴をみると，late inspiratory cracklesは捻髪音，early inspiratory cracklesは水泡音に相当する。この分類は，現在の考え方と比較して多くの矛盾点があり，参考にとどめておく方がよい。特に呼吸相とcracklesを病名へ直結させることは避けるべきである。

クラックルの呼吸相からみた分類

	Late inspiratory crackles	Early inspiratory and expiratory crackles
呼吸相	吸気後期	吸気初期と呼気
聴取部位	肺底，左右対称 ときに上方へ拡大	肺底
性質	高音，小	低音，大
断続性ラ音の密度	密，とくに吸気終末	疎，不規則
体位と重力の影響	あり （前屈で消失または減少）	なし
病態	末梢の含気不良 （末梢気道の閉塞）	広範かつ強固な中枢気道の閉塞
頸部および口元での聴音	不可	可能
音源	末梢気道	中枢気道
疾患*	線維性胞隔炎 うっ血性心不全 石綿肺	慢性気管支炎 気管支喘息 肺気腫

＊現在とは疾患名や疾患概念が異なるものもあり，解釈には注意が必要である

1）Forgacs P：Lung sounds, London, Bailliére Tindall, 1978
2）Nath AR, Capel LH：Inspiratory crackles – early and late. Thorax 29：223, 1974

6 その他の副雑音

　肺外に音源がある異常音として胸膜摩擦音と Hamman's sign，ごく稀に肺内から肺動脈狭窄に伴う収縮期の血管雑音（bruit）が聴取される。

Ⓐ 胸膜摩擦音 Pleural friction rub/pleural rubs 🔊web

> **特徴と表現**
> ・聴診部位：全肺野で聴かれるが，主に側胸部と肺底部で聴きやすい
> ・聴診音：吸気と呼気の両方　　（長さ）長い
> ・擬音語：ガサ・ガサ，ゴソ・ゴソ，バリ・バリ，ギュー・ギュー

1. 発生機序と音質

　呼吸運動に伴い，炎症で肥厚した臓側胸膜と壁側胸膜が擦れ合い，胸膜およびその支持組織が振動して音を発生する。吸気と呼気の両相で対称的に聴かれる低音性の大きな粗い断続性の音（pleural crackles）である。肺内から発する捻髪音に比べて，crackle の持続時間は長く（＞15 msec），さらに低音である（＜350 Hz）。胸膜炎の初期および炎症の消腿・吸収期に聴かれ，癒着や肥厚が完成すると消失する。

2. 胸膜摩擦音のスペクトログラム，時間軸波形，パワースペクトラム

スペクトログラム

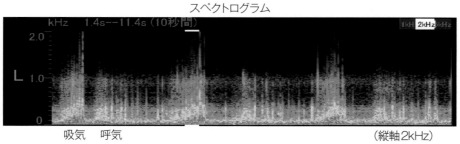

吸気　呼気　　　　　　　　　　　　　　　　　　（縦軸2kHz）

スペクトログラム　　　　　　　時間軸波形　　パワースペクトラム

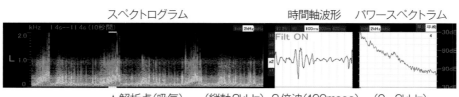

↑解析点（吸気）　（縦軸2kHz）2倍波（100msec）　（0〜2kHz）

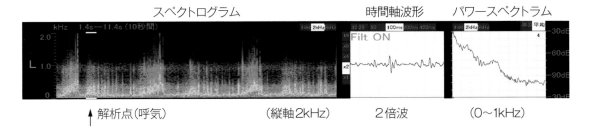

スペクトログラム　　　　　　　　時間軸波形　　パワースペクトラム

↑解析点(呼気)　　　　(縦軸2kHz)　　2倍波　　(0〜1kHz)

　癌性胸膜炎(肺癌)の患者での右肺底部(⑮)での聴診音である。本来，肺胞呼吸音が聴かれる部位である。この患者では，吸気と呼気ともに約1kHzまで伸びる縦縞(クラックル：standardモード)が対照的かつ散発的にみられ，最強のエネルギーは約400Hz以下に集中している(最下段の赤い点は心音)。

3. 鑑別が必要な副雑音
- 衣服の上から聴診すると類似した摩擦音が聴かれる。
- 聴診器の膜面と皮膚との不完全な密着で聴診したとき(皮膚との摩擦音)。

4. 聴取される疾患
- 活動性炎症のある全ての胸膜疾患の初期および消腿・吸収期。

5. 病理的解説

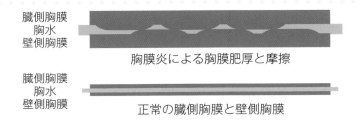

臓側胸膜
胸水
壁側胸膜

胸膜炎による胸膜肥厚と摩擦

臓側胸膜
胸水
壁側胸膜

正常の臓側胸膜と壁側胸膜

聴診のポイント
・肺底部と側胸部，吸気と呼気の両方，対称的，低音・大きい・散発的なクラックル。

B Hamman's sign

> **特徴と表現**
> ・聴診部位：胸骨左縁
> ・聴診音：心臓の拍動に同調して心収縮中期　（長さ）短い
> ・擬音語：バリッ，ガリッ

1. 発生機序と音質

　心拍動によって縦隔内の空気が振動する，または左気胸で漏れた空気が振動することによって大きなクラックル音が発生する。

2. 聴取される疾患

● 縦隔気腫，左気胸。

> **聴診のポイント**
> ・胸骨左縁，心拍動に一致，大きい，単発のクラックルが特徴である。

Ⅳ部　肺聴診による重症度の判定

Assessment of Severity by Auscultation

① 肺聴診による診断学「肺聴診学」

　臨床診断学の基本は，存在診断（異常所見または病変があるか？），質的診断（どんな病態と病気が考えられるか？），重症度または機能的診断（その病気はどの程度のものか？）の順に推論が進められる。最初の存在診断で誤ってしまうと，診断と治療が違った方向へ進んで致命的となる。

　同様に「肺聴診学」では，異常な肺音があるか？ 医療面接と異常な肺音からどのような病態や病気が考えられるか？ その病態または病気がどの程度進行しているか？ を聴き分けることが最終目標となる。

　我々の医療現場には，X線やCT撮影装置，呼吸機能や超音波検査機器が，常にあるとは限らず，身近にある簡便な聴診器を賢く使いこなせる技量を習得することが求められる。ここで聴診器を使って，気管支喘息または慢性閉塞性肺疾患（COPD）の急性増悪，びまん性肺疾患（間質性肺炎と肺線維症），うっ血性心不全の重症度や進展度を推測してみる（注意：ここでの重症度と進展度は，学会の定めるものとは異なる）。

② 気管支喘息とCOPDの急性増悪 🔊web

　気管支喘息は，アレルギー性の気管支平滑筋の攣縮と気道炎症（浮腫と浸出）による発作性の気流制限（気道狭窄）である。患者は発作性の呼吸困難，喘鳴，胸苦しさ，咳や痰を繰り返す。

　肺聴診では笛音（気道狭窄），ときにいびき音や水泡音（痰）が聴かれ，軽症から重症へ進展するに伴い聴診所見が変わっていく（図1↓）。軽症では，患者は呼気性呼吸困難を訴え「呼気相にのみ笛音」を聴取し，中等症になると「息が吸いにくい」と吸気性呼吸困難を訴え，「吸気相と呼気相に笛音」を聴取する。さらに重症になると，呼吸困難は絶頂に達し「息ができない」「話せない」状況になり，聴診では「呼吸音は減弱さらには消失」して呼吸管理が必要となる。

　逆に，症状が軽快するに伴い，聴診所見は呼気相のみの笛音へ変化する（図1↑上方に進む）。これらの所見の変化は，治療法の選択にも反映される。

　COPDは，ときに気管支喘息を合併するが（Asthma and COPD Overlap：ACO），これとは別に，しばしば気道感染によるCOPDの急性増悪では，気管支喘息と酷似した症候を示す。主に感染による好中球性炎症によって，気管支内には分泌物（痰）が充満して気道狭窄をきたし，いびき音，笛音，水泡音（p63, 65, 72）が聴かれる。聴診所見では，気管支喘息と同じように病態の進行に伴って，軽症から重症までの経過をたどる（図1↓下方に進む）。

　ここに両疾患の軽症から中等症前の肺音を提示する。

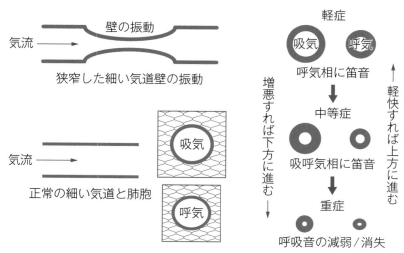

図1　気管支喘息の重症度と笛音
ここでいう重症度は学会・ガイドラインの重症度分類とは異なる

【症例1】 web

スペクトログラム

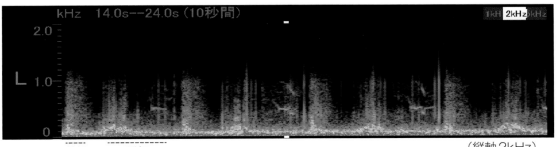

吸気　呼気　　　　　　　　　　　　　　（縦軸2kHz）

（縦縞は水泡音，緑の横縞は笛音を表している）

スペクトログラム　　　　　時間軸波形　パワースペクトラム

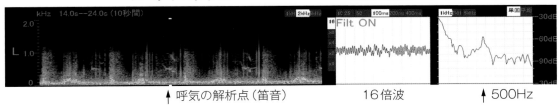

↑ 呼気の解析点（笛音）　　16倍波　　　↑500Hz

　呼吸困難で受診したCOPD（急性増悪）患者の右後面肩甲間部（⑬）での聴診音である。吸気相は短くわずかに水泡音が聴かれ，呼気相は著明に延長している（吸気の約3倍）。呼気の初めに水泡音があり，呼気性呼吸困難が強く，呼気終末には約500Hzの小さな単音性笛音（monophonic wheeze）ヒュー・ヒューが聴取される。

【症例2】 web

スペクトログラム

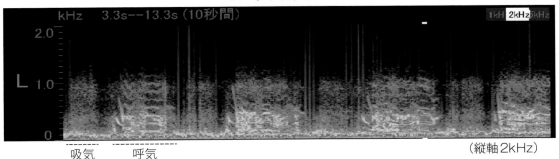

吸気　呼気　　　　　　　　　　　　　　（縦軸2kHz）

（呼気相の緑と赤の横縞は笛音を表している）

スペクトログラム　　　　　時間軸波形　パワースペクトラム

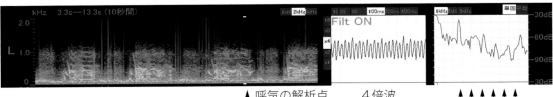

↑ 呼気の解析点　　4倍波　　　↑↑↑↑↑↑

　呼吸困難で受診したCOPD（急性増悪）患者の左前面上胸部（②）での聴診音である。呼気は著明に延長し（吸気の約2倍），呼気相全般にわたって約300，400，500，700，800，900Hzの多音性の笛音（polyphonic wheezes）ギュー・ギューが絞り出されるように聴かれる。最後の吸気相に，粘稠な痰の振動によるいびき音（rhonchi）ブー・ブーが聴かれる。

【症例3】

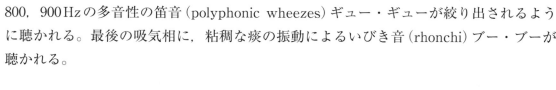

スペクトログラム

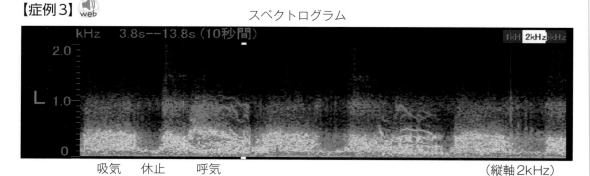

（横縞は笛音を表している。最も強いエネルギーは約300〜400Hzの高さに赤い横縞がみえる）

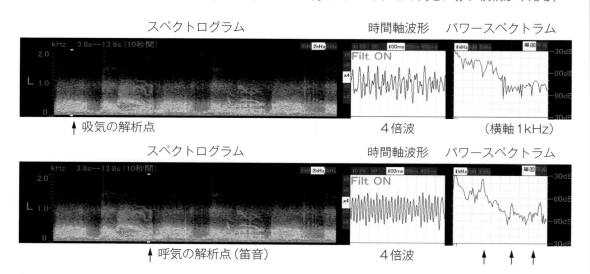

　呼吸困難で受診した気管支喘息（発作時）患者の右後面肩甲間部（⑬）での聴診音である。呼吸音は増強ゴーッ・ゴーッ，呼気は延長（吸気の約1.5倍），呼気相の中盤から約300，600，900Hzの多音性の笛音（polyphonic wheezes）ギュー・ギューが聴取される。最も強く聴かれるのは，約300〜400Hzの笛音である。

③ 間質性肺炎と肺線維症 🔊 web

　びまん性肺疾患（間質性肺炎と肺線維症）は，気管支を除く肺実質（parenchyma）つまり肺胞（隔）壁を炎症や線維化の場とする。重要なことは，肺聴診から考えると肺胞領域には気流が存在しないため，この領域からは肺音を発生しない点である（p6）。びまん性肺疾患に伴う異常な肺音は，気流を伴う気管支または換気機能に変化が生じたときに聴かれる。具体的には，肺胞領域の炎症や線維化によって肺の含気が低下して，気管支が狭窄ないし閉塞する，また含気の低下にともなって換気量が減少する。その結果，前者はスクウォークと捻髪音，後者は呼吸音の減弱といった副雑音と異常な呼吸音を発するが（p66, 73, 57），感染を合併しない限り，笛音と水泡音を聴取することはない。

　Ⅲ部に記載したように，筆者は捻髪音の長さと大きさによって，小捻髪音，中捻髪音，大捻髪音に分類している（p73, 77）。これらの違いは，スペクトログラムの赤い縦縞（捻髪音）の太さと高さ（エネルギー）の違いで視ることができる（症例参照）。小捻髪音は間質性肺炎で末梢の気管支が緩く閉塞し，吸気で気管支が急激に開くときに聴かれるが，長さは病変の中枢側への拡がりを示唆している。大きく粗く長い中捻髪音から大捻髪音は，肺の線維化が進行して含気が低下し，気管支の強固な閉塞が中枢側へ及んでいることを示している（p76）。例外として，まれに胸膜直下に傍壁型肺気腫があると，間に空気が介在して肺音の伝播が低下し，捻髪音が減弱ないし消失する。

　間質性肺炎と肺線維症が進行すると，以下の聴診所見を示す。

- 小捻髪音が中捻髪音および大捻髪音へ変化する
- 捻髪音を聴取する範囲が肺底部から上肺部や前胸部へ拡がる
- 呼気相でも捻髪音を大きく聴取する

　ここに小捻髪音，中捻髪音，大捻髪音の肺音を提示する。スペクトログラムの赤い縦縞（捻髪音）の太さと高さ（エネルギー）の違いに注目する。

【症例1】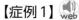

スペクトログラム

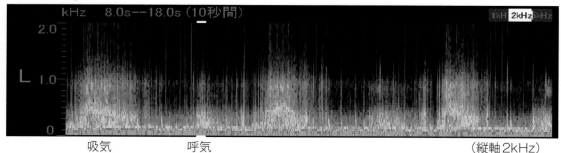

（縦縞は捻髪音を表している。赤色の強いエネルギーは約500Hz未満にある）

スペクトログラム　　　　　　　時間軸波形　パワースペクトラム

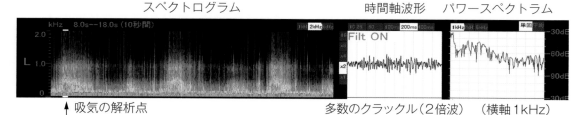

↑ 吸気の解析点　　　　　　　　多数のクラックル（2倍波）　（横軸1kHz）

スペクトログラム　　　　　　　時間軸波形　パワースペクトラム

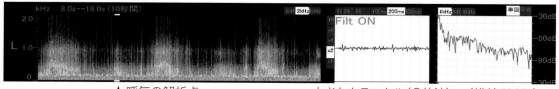

↑ 呼気の解析点　　　　　　　　小さなクラックル（2倍波）　（横軸1kHz）

　呼吸困難で受診した急性好酸球性肺炎（心不全を合併）患者の右後面肺底部（⑮）での小捻髪音である。吸気の始まりから徐々に増大する（crescendo）小捻髪音，呼気相の中盤にも小捻髪音が散発的に聴かれる。細かい捻髪音の性状から，閉塞した気管支は細く，病変の主体は肺野末梢領域にあることが推測される（p76）。

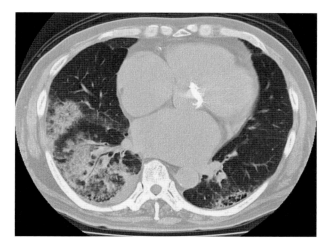

　胸部CTでは，胸膜側から中枢側へ拡がるすりガラスと浸潤影がみられ，一部に気管支透亮像がみえる。右背側には心不全による少量の胸水がある。

【症例2】 web　　　　　　　　　スペクトログラム

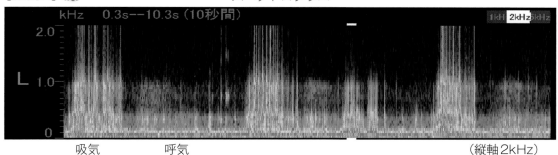

吸気　　　　　呼気　　　　　　　　　　　　　　　　（縦軸2kHz）

（縦縞は捻髪音を表している。一部で赤色の強いエネルギーは約1kHzまで達している）

スペクトログラム　　　　　　　時間軸波形　パワースペクトラム

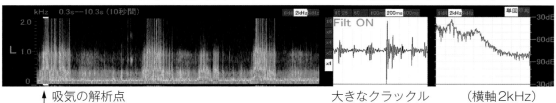

↑ 吸気の解析点　　　　　大きなクラックル　　（横軸2kHz）

スペクトログラム　　　　　　　時間軸波形　パワースペクトラム

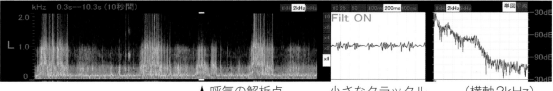

↑ 呼気の解析点　　　　　小さなクラックル　　（横軸2kHz）

　呼吸困難で受診した慢性好酸球性肺炎（うっ血性心不全を合併）患者の左後面側胸部（⑰）での中捻髪音である。吸気相の全般に中捻髪音，呼気相に小捻髪音が散発的に聴かれる。中捻髪音は，気管支が比較的中枢側から強固に閉塞していることを推測させる。

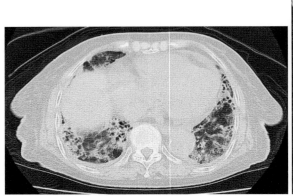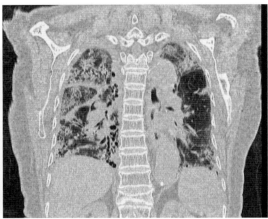

　胸部CTでは両側下葉を中心に胸膜側から中枢側へ向かって，一部に蜂窩肺（蜂巣肺），牽引性気管支拡張像，すりガラス陰影が混在してみられる。冠状断では，右肺での病変の拡がりと進行が強いことが分かる。聴診での吸気相の初期から聴かれた中捻髪音は，病変が中枢域まで進行して肺の含気が低下した結果，気管支が中枢側まで閉塞していることを示している（p76）。これらの所見は肺線維症の進行期に聴かれ，一般に進行すると急激な気管支の閉塞によって呼気にも捻髪音が明瞭に聴かれるようになる（p73）。

【症例3】

スペクトログラム

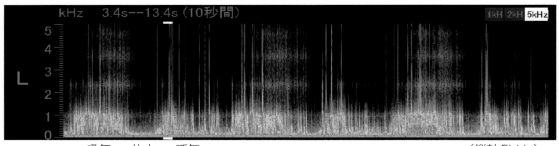

吸気　休止　呼気　　　　　　　　　　　　　　（縦軸5kHz）

（縦縞は捻髪音を表している。多くの赤色の強いエネルギーは約1kHzまで達している）

スペクトログラム　　　　　　　　　　時間軸波形　パワースペクトラム

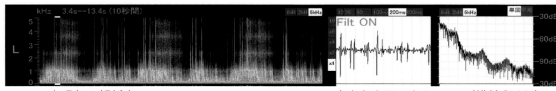

↑吸気の解析点　　　　　　　　　　大きなクラックル　　（横軸2kHz）

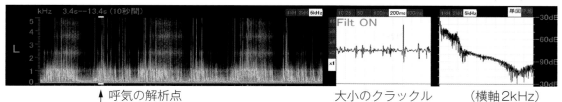

スペクトログラム　　　　　　　　時間軸波形　パワースペクトラム

↑ 呼気の解析点　　　　　大小のクラックル　　（横軸2kHz）

　呼吸困難で受診した特発性肺線維症（蜂窩肺，蜂巣肺）に慢性気道感染症を合併した患者の左後面肺底部（⑯）での大捻髪音である。吸気相と呼気相の全般に，大捻髪音が聴かれる。吸気相が呼気相に比べ，大きなクラックルが密集している。大捻髪音は，気管支が比較的中枢側から強固に閉塞していることを推測させる。患者は自分の捻髪音が，入浴中に聞こえたと話した。おそらく，水中で音の伝搬が亢進したためと推測される。

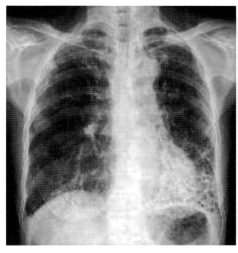
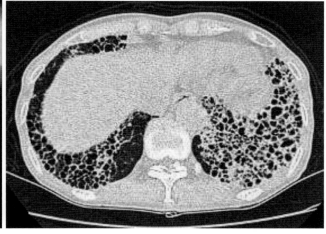

　胸部XPとCTでは左右差はあるが，両側下肺野を中心に，胸膜直下から中枢領域まで，典型的な蜂窩肺（蜂巣肺）がみられる。聴診での吸気相の初期から聴かれた大捻髪音は，病変が中枢域まで進行して肺の含気が低下した結果，気管支が中枢側まで閉塞していることを示している（p76）。これらの所見は肺線維症の進行期に聴かれ，一般に進行すると急激な気管支の閉塞によって呼気にも大捻髪音が明瞭に聴かれるようになる（p73）。

4　うっ血性心不全 🔊web

　夜間就寝後に発作的に咳，痰，喘鳴，呼吸困難を訴えて起坐呼吸となるうっ血性心不全は，その症候が気管支喘息（bronchial asthma）と似ているため，心臓（性）喘息（cardiac asthma）とも呼ばれる。一方，心不全と喘息では治療法が異なるため，その鑑別は重要である。

　両疾患の症状は酷似しているが，うっ血性心不全では肺胞を含む肺実質にさらさらの漏出液が貯留することが，肺胞に全く病変をきたさない気管支喘息とは異なっている。うっ血性心不全で，夜間に仰臥位になると心臓喘息の発作を起こすのは，その貯留した漏出液が重力の影響をうけるためである。

　うっ血性心不全では，心臓のポンプ機能が低下し，肺静脈圧が上昇して肺内に水（漏出液）が貯留するため，うっ血の進行に伴って気管支壁と肺胞壁の浮腫と肥厚，さらに気管支内と肺胞内に漏出液が充満する。その結果，気管支の狭窄や閉塞，肺浸潤（無気肺），換気量の低下をきたし，肺聴診では笛音やスクウォーク（気管支の狭窄や閉塞），水泡音（気管支内の痰），いびき音（痰），捻髪音（気管支の閉塞），呼吸音の減弱と消失（換気低下と胸水貯留）が聴取される。

　うっ血性心不全の重症度は，うっ血が重力の影響をうけるため，進行すると聴診所見が肺底部から上肺部へ拡大することで判定できる（図2の↑）。毎日，胸部X線写真を撮ることなく，症状と聴診所見によって治療効果を確認することができる（図2の↓）。

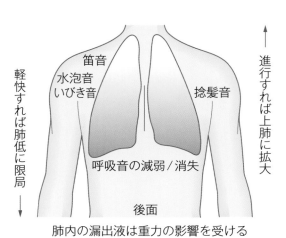

肺内の漏出液は重力の影響を受ける

図2　うっ血性心不全の重症度

【症例】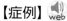

スペクトログラム

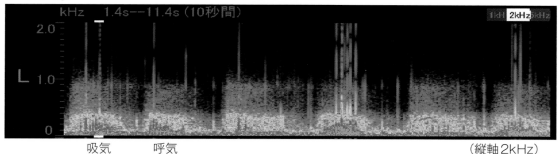

吸気　　呼気　　　　　　　　　　　　　　　　（縦軸2kHz）

（縦縞は水泡音を表している。赤色の太く強いエネルギーは約300Hz以下に集中している）

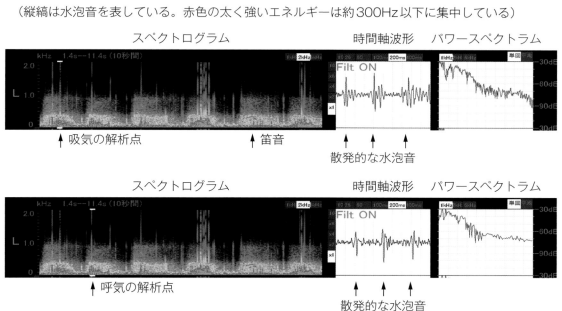

スペクトログラム　　　　　　　　　時間軸波形　パワースペクトラム

↑ 吸気の解析点　　　　　　　　↑ 笛音

散発的な水泡音

スペクトログラム　　　　　　　　　時間軸波形　パワースペクトラム

↑ 呼気の解析点

散発的な水泡音

　呼吸困難で受診したうっ血性心不全（弁膜症）と急性好酸球性肺炎の患者の右前面上胸部（①）での聴診音である。吸気相と呼気相に大きな低音の水泡音ゴロッ・ゴロッが聴かれる，粘稠な痰が気管支に絡んで喀出困難であることが推測される。水泡音は低音で大きいので広範囲に聴取される。さらに第3呼吸の吸気相では，水泡音がほぼ消失し，約300Hzの笛音が聴かれる。

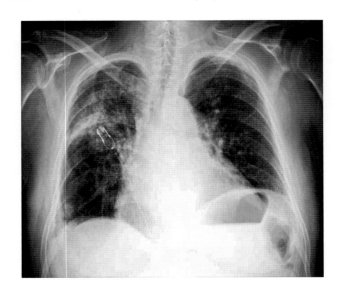

　胸部XPでは心拡大，右肋横隔膜角の鈍化（胸水），肺門部の上肺静脈の拡張，右中肺野にすりガラスと浸潤影がみられる。

確認問題

→解答はp99へ

問1　文章中の誤りを指摘しなさい。

62歳の男性，咳，痰，労作性の呼吸困難を主訴に来院した。気管支喘息の既往はない。喫煙歴は20歳から60歳まで，1日20本を吸っていた。理学所見では，呼吸音で笛音（wheezes）と水泡音（coarse crackles）を聴取した。肺機能検査では，1秒率の低下と肺拡散能の低下を認めた。

問2　肺の構造で正しいのはどれか。
1）　肺胞の数は約1億個ある。
2）　全肺胞を広げるとその面積はテニスコートの約半分（100〜140 m^2）である。
3）　気管支は気管から肺胞に達するまでに平均23回分岐する。
4）　呼吸細気管支（17次分岐，0.3 mm）まで気管支平滑筋がある。
5）　細気管支領域とは内径が約2 mmの8次分岐に相当する。

問3　気管支と気流について正しいのはどれか。
1）　気管支は分岐を繰り返すと横断面の総面積は小さくなる。
2）　吸気の気流速度は気管支の3次分岐部で最速になる。
3）　呼気での気流速度は気管から声門部で最速になる。
4）　肺胞領域に気流は存在しない。
5）　吸気の気流速度は気管から末梢気道まで徐々に速くなる。

問4　音について正しいのはどれか。
1）　音の三要素は高低（音程），大小（音量），音色である。
2）　高い音は周波数（Hz）が低い。
3）　ピッチ（pitch）とは感覚的な音の高さである。
4）　呼吸音は複合音である。
5）　高音は音のエネルギーが小さく減衰しやすい。

問5　聴診器と肺聴診について正しいのはどれか。
1) 聴診器のチューブは短いほど肺音がよく聴こえる。
2) 聴診器のチューブはダブル・ルーメンが良い。
3) 聴診器のあて方によって高音と低音が聴き分けられる。
4) 健常人でも一気に強制呼気させると多音性の笛音を聴取する。
5) 聴診器は接触感染の伝播体とはならない。

問6　正常呼吸音について正しいのはどれか。
1) 吸気時の正常呼吸音は主に2〜4次分岐気管支から発生する。
2) 末梢気管支では空気の層流によって呼吸音が発生する。
3) 気管では乱流によって大きな呼吸音が発生する。
4) 吸気と呼気の気管支呼吸音は長さと大きさが等しく聴かれる。
5) 肺胞呼吸音は吸気が長く呼気が小さく短い。

問7　呼吸音の異常で正しいのはどれか。
1) 笛音（wheezes）
2) 減弱（diminished）
3) 捻髪音（rhonchi）
4) 気管支音化（bronchial breathing）
5) 増強（increased）

問8　肺音について誤っているのはどれか。
1) 正常呼吸音で最も大きいのは肺胞呼吸音である。
2) 連続性ラ音は管楽器様の聴診音である。
3) 換気量と呼吸音の音量とは比例する。
4) 肺胞呼吸音は肺胞領域から発生した音である。
5) 低音は音の減衰が小さく胸部全体に広く伝わる。

問9　副雑音について正しいのはどれか。
1) 肺内から発生する病的な肺音の総称である。
2) 連続性ラ音と断続性ラ音に分類される。
3) スクウォークは断続性ラ音である。
4) いびき音は高音性の断続性ラ音である。
5) 捻髪音は頸部聴診で大きく聴かれる。

問10　副雑音について正しいのはどれか。
1）ときに笛音は吸気でのみ聴かれる。
2）捻髪音は呼気でも発生する。
3）捻髪音は健常な老人でも聴取する。
4）いびき音は気道の狭窄や痰の貯留で聴かれる。
5）スクウォークは捻髪音や水泡音に伴って聴かれる。

問11　細菌性肺炎（マイコプラズマ肺炎を除く）で聴かれる肺音はどれか。
1）squawks（スクウォーク）
2）wheezes（笛音）
3）fine crackles（捻髪音）
4）coarse crackles（水泡音）
5）rhonchi（いびき音）

問12　うっ血性心不全（心臓喘息）で聴かれる肺音はどれか。
1）coarse crackles
2）wheezes
3）fine crackles
4）squawks
5）rhonchi

問13　気管支喘息で聴かれない肺音はどれか。
1）coarse crackles
2）wheezes
3）fine crackles
4）squawks
5）rhonchi

問14　慢性閉塞性肺疾患（COPD）の急性増悪で聴かれる肺音はどれか。
1）coarse crackles
2）fine crackles
3）wheezes
4）rhonchi
5）squawks

[問15]　捻髪音で正しいのはどれか。

1）　肺の含気が低下したときに聴かれる。

2）　肺炎球菌性肺炎では聴かれない。

3）　肺線維症に特異的な聴診音である。

4）　進行した肺線維症では吸気と呼気で聴かれる。

5）　主に肺底部で聴かれる。

[問16]　77歳の男性，前胸部痛を主訴に来院した。

右前面上胸部での吸気から始まる聴診音を聴いて（🔊 確認問題①），正しいのはどれか。

1）　正常の気管呼吸音である。

2）　正常の気管支呼吸音である。

3）　正常の肺胞呼吸音である。

4）　吸気に比べ呼気が長い。

5）　笛音が聴かれる。

[問17]　65歳の男性，重喫煙者。徐々に増悪する血痰と呼吸困難を主訴に来院した。

【A】右前面上胸部での吸気から始まる聴診音を聴いて（🔊 確認問題②），正しいのはどれか。

1）　正常の気管呼吸音である。

2）　呼吸音が増強している。

3）　吸気と呼気が延長している。

4）　吸気と呼気にいびき音が聴かれる。

5）　捻髪音が聴かれる。

【B】この聴診音は体位や咳によって変化せず，左右の肺の前面と後面で広範囲に聴取された。医療面接での情報と聴診所見から，どのような病態が考えられるか。

問18 65歳の男性，咳，膿性痰，発熱，呼吸困難を主訴に来院した。

【A】左後面肺底部での吸気から始まる聴診音を聴いて（🔊 web 確認問題③），正しいのはどれか。

1）肺胞呼吸音が聴かれる聴診部位である。

2）呼気音が増強している。

3）吸気相の全般に水泡音が聴かれる。

4）呼気に水泡音が聴かれる。

5）呼気に笛音が聴かれる。

【B】この聴診音は，左右肺の側胸部から肺底部を中心に聴取された。医療面接での情報と聴診所見から，どのような病態が考えられるか。

問19 74歳の男性，重喫煙者，慢性閉塞性肺疾患（COPD）で通院中。咳，錆色の痰，発熱，呼吸困難を主訴に来院した。

【A】左後面側胸部での吸気から始まる聴診音を聴いて（🔊 web 確認問題④），正しいのはどれか。

1）肺胞呼吸音が聴かれる聴診部位である。

2）呼吸音が減弱している。

3）呼気が延長している。

4）スクウォークが聴かれる。

5）4〜5呼気目の後半に水泡音が聴かれる。

【B】この聴診音は，左肺の側胸部から肺底部に限局して聴取された。医療面接での情報と聴診所見から，どのような病態が考えられるか。

問20 60歳の男性，重喫煙者，小細胞肺がんで治療中だが自覚症状はない。

【A】左後面肩甲間部での吸気から始まる聴診音を聴いて（🔊web 確認問題⑤），正しいのはどれか。

1）気管支呼吸音が聴かれる聴診部位である。

2）吸気に大きな捻髪音が聴かれる。

3）吸気に胸膜摩擦音が聴かれる。

4）呼気に捻髪音が聴かれる。

5）呼気で呼吸音が消失している。

【B】この聴診音は，左後面の肩甲間部から肺底部で広範囲に聴取された。医療面接での情報と聴診所見から，どのような病態が考えられるか。

確認問題 解答

問1 — 解答

・理学所見 → 身体所見

　かつて「physical」を「理学的（理学，physics）」と訳したため，理学所見と誤用されてきた。この場合は，「physical」は「身体的」と訳すのが正しい。いまは「physical examination」は「身体診察」と正しく訳されている。また最近では，「問診」（含蓄のある単語だが）は死語になりつつあり，医学部では「医療面接（medical interview）」や「病歴聴取（medical history taking）」と教育している。

・呼吸音 →肺音または肺聴診

　肺音の国際分類では，副雑音の笛音と水泡音は呼吸音には含まれない（p15）。毎年，医学教育モデル・コア・カリキュラムと医師および医療系の国家試験問題でも，同じ誤用が続いている。

・肺機能検査 → 呼吸機能検査

　呼吸は肺のみならず，神経・筋骨格を含めた総合的な運動と機能に基づいている。したがって一般に，「肺機能検査」というのは誤用である。

問2 — 解答　2），3），4），5）

　『I部　気管支と気流 ①気管支の分岐と構造』（p1）参照。

問3 — 解答　2），3），4）

　『I部　気管支と気流 ②呼吸と気流』（p4）参照。

問4 — 解答　1），3），4），5）

　『Ⅲ部　肺音の解説 ①音の三要素』（p39）参照。

問5 — 解答　2），3），4）

　『Ⅱ部　肺音と聴診 ②聴診』（p29）参照。

問6 — 解答　1），3），5）

　『Ⅱ部　肺音と聴診 ①肺音 B. 用語と分類』など（p4, 16）参照。

[問7] ― 解答　2），4），5）

『Ⅱ部　肺音と聴診　①肺音』（p15）参照。肺音の国際分類では，副雑音の笛音と捻髪音は呼吸音に含まれない。

[問8] ― 解答　1），4）

1）気管呼吸音は音源に最も近くで聴音するため最も大きい（p16, 49）。4）気体分子が拡散するだけの肺胞領域では肺音は発生しないため，肺胞呼吸音は肺胞領域で発生した音ではない。太い気道で発した音の伝播音である（p5, 15, 17）。

[問9] ― 解答　なし

全て誤った記載である。1）2）副雑音には肺内から発生する連続性ラ音と断続性ラ音があるが，肺外から発生する音もある（胸膜摩擦音とHamman's sign）（p15, 19）。3）4）スクウォーク（squawks, short wheezes）は持続時間＜0.25秒の連続性ラ音である（p66）。連続性ラ音は管楽器様の音で，いびき音と笛音がある（p19, 59）。5）頸部聴診ではしばしば胸部で聴かれた連続性ラ音が大きく聴かれるが，遠く末梢で発生した高音性断続性ラ音（捻髪音）は頸部まで到達しないため頸部聴診では聴かれない（p52）。

[問10] ― 解答　すべて

1）狭窄した気管支が閉塞すると，いびき音や笛音は呼気で消失する（p19, 82）。2）～5）はp59参照。

[問11] ― 解答　すべて

細菌が気管支内に侵入すると好中球を主体とする炎症細胞が浸潤し，痰と気管支壁の炎症性浮腫および肥厚が起こる。その結果，気管支内に喀痰貯留と気管支の狭窄や閉塞が生じ，肺内由来の副雑音（ラ音）の発生機序を考慮すれば，すべてのラ音が聴取される（p59）。ただし滲出物が肺胞を充満する大葉性肺炎では，病巣部では呼吸音は消失する。

[問12] ― 解答　すべて

うっ血性心不全では，気管支の狭窄や閉塞，肺浸潤（無気肺），換気量の低下をきたすため，笛音やスクウォーク（気管支の狭窄や閉塞），水泡音（気管支内の痰），いびき音（痰），捻髪音（気管支の閉塞），呼吸音の減弱と消失（換気低下と胸水貯留）が聴取される（p90）。

3) fine crackles（捻髪音）：気管支喘息では含気の低下や無気肺はきたさない。もし聴取したら別の疾患または合併症を考える。

問14 — 解答　1), 3), 4), 5)

2) fine crackles（捻髪音）：含気の低下や無気肺がない限り聴かれない。

問15 — 解答　1), 4), 5)

捻髪音は浮腫，浸出液，喀痰，細胞浸潤，線維化による含気の低下で閉塞した気管支が，吸気によって急激に再開通することで発生する。疾患に特異的な副雑音ではない（p73）。

問16 — 解答　2), 4)

正常の気管支呼吸音である。聴診では，吸気音と呼気音の大きさはほぼ同じく聴かれ，吸気相と呼気相の間に明瞭な休止があり，呼気相が長く聴かれる。

スペクトログラムをみると，1 kHz以上の高音は肺組織に吸収され（高音遮断フィルター），ほぼ消失している。

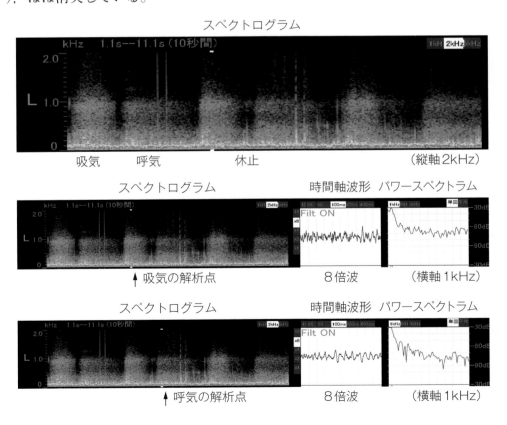

スペクトログラム

吸気　呼気　　　　休止　　　　　　　　（縦軸2kHz）

スペクトログラム　　　時間軸波形　パワースペクトラム

↑ 吸気の解析点　　　　8倍波　　（横軸1kHz）

スペクトログラム　　　時間軸波形　パワースペクトラム

↑ 呼気の解析点　　　　8倍波　　（横軸1kHz）

【問17】─【A】解答　2），3），4）

　吸気相と呼気相ともに延長し，大きな呼吸音といびき音（rhonchi）が聴かれる。

　スペクトログラムをみると，呼吸音といびき音の強いエネルギー（赤色）は両相とも400 Hz以下に集中している。吸気では典型的な周期波形がみられる周期的複合音で（p46），約100 Hzと200 Hzに強いエネルギー（赤い横縞）がある。呼気では，160 Hzの基音がみられ（赤い横縞），明瞭な単音性いびき音として聴かれる。これらの聴診所見から，太い気道（気管または主気管支）の狭窄が強く疑われる。

スペクトログラム

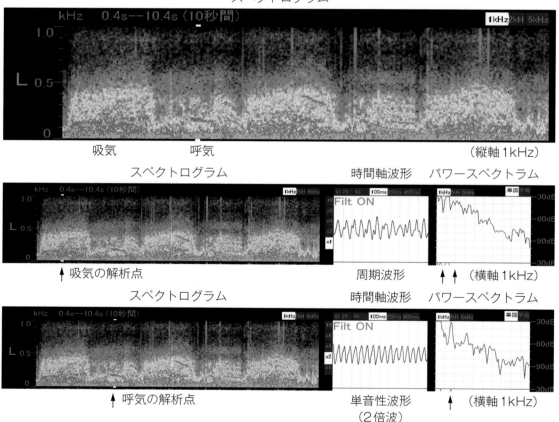

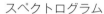

典型的ないびき音である。左右の肺で広範囲に固定して聴かれ，聴診所見から太い気道（気管または主気管支）の狭窄を考える。その原因として悪性腫瘍や気道異物による気道狭窄が考えられるが，重喫煙者の血痰であること，発症が慢性的であることから肺がんを含む悪性腫瘍を強く疑う。

【画像所見】

胸部XPでは，右上葉の完全無気肺のため右縦隔の拡大がみられる。胸部CTでは，右主気管支は腫瘍と気管分岐下リンパ節腫大により狭窄し，狭窄は中間気管支幹まで及んでいる。

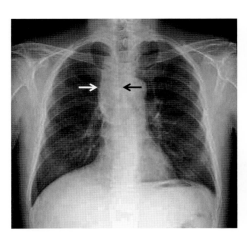

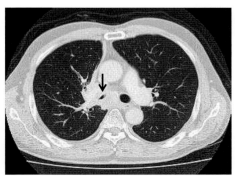

肺野条件

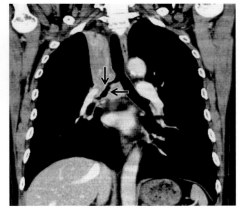

縦隔条件（冠状断）

【臨床診断】

#肺扁平上皮がん（右主気管支）

喀痰細胞診と気管支内視鏡による腫瘍生検で，扁平上皮がんの確定診断が得られた。

[問18]─【A】解答　1），3），4）

　吸気相の初期に水泡音が明瞭に聴かれ，呼気相でも小さな水泡音が散発的に聴かれる。いずれの水泡音も，400 Hz以下に強いエネルギー（赤色）が集中している。

スペクトログラム

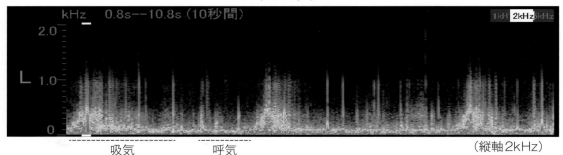

（縦軸2kHz）

（縦縞は水泡音を表している。赤色の強いエネルギーは，約500Hz以下に集中している）

スペクトログラム　　　　　　　　　　時間軸波形　パワースペクトラム

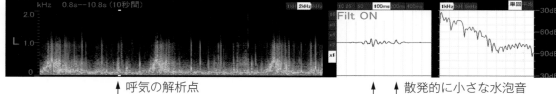

↑ 吸気の解析点　　　　　　　　　　↑ ↑ ↑　↑ ↑ 水泡音　（横軸1kHz）

スペクトログラム　　　　　　　　　　時間軸波形　パワースペクトラム

↑ 呼気の解析点　　　　　　　　　　　↑　　↑ 散発的に小さな水泡音

症状と聴診所見から，左右肺の下肺野を中心に気管支内には膿性痰が貯留し，細菌性の気管支炎ないし肺炎，また気管支拡張症の感染による急性増悪などが疑われる。

【画像所見】

胸部CTでは両側下肺の気管支壁は肥厚し，胸膜直下を中心に小葉中心性の小粒状影がみられ，細気管支に痰が貯留して気管支の鋳型（Y字様）が散見される。CT所見から，びまん性汎細気管支炎が考えられる。びまん性汎細気管支炎には，副鼻腔炎を高頻度に合併するため副鼻腔CTを撮影した。

副鼻腔CTでは，左右の上顎洞に分泌物が貯留し液面形成がみられ，左鼻孔は分泌物で閉塞している。

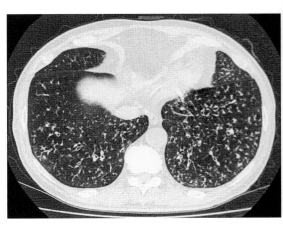
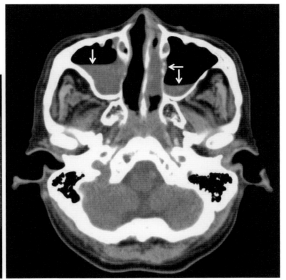

【臨床診断】

#びまん性汎細気管支炎　#副鼻腔炎

喀痰から肺炎球菌を検出し，抗菌薬投与で速やかに解熱し症状は改善した。ときに症候の鑑別診断として，画像所見は異なるが，明確な浸潤影を認めず，高熱と膿性痰を呈する肺炎球菌性気管支炎ないし気管支肺炎がある。

問19 —【A】解答　**すべて**

　肺胞呼吸音が減弱し，呼気が延長している。スペクトログラムによる肺音図をみると，吸気後半にわずかに水泡音（縦縞）を伴って，約1kHzの典型的なスクウォーク（緑色の斜縞）が視て聴かれる。

スペクトログラム

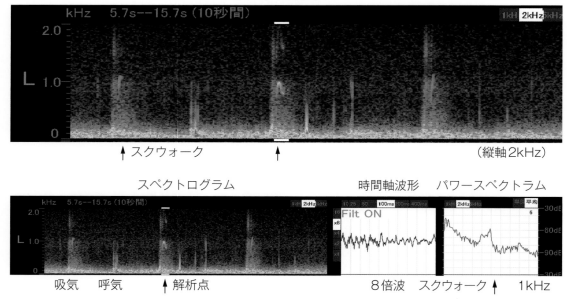

スペクトログラム　　　　　　　　時間軸波形　　パワースペクトラム

　減弱した呼吸音はCOPDによると考えられる（p25, 57）。一般にスクウォークは，断続性ラ音の捻髪音や水泡音に伴って，間質性肺疾患，肺うっ血，細菌性気管支炎や肺炎などで聴取される（p66）。またスクウォークは初期の肺炎の約15％に聴取され，早期診断に有用である。

　本症例の症状（発熱と錆色の痰）と聴診所見から，細菌性肺炎が疑われる。とくに錆色の痰は，肺炎球菌に比較的特徴的な所見である。

【画像所見】

　胸部CTでは左S10を中心に，気管支壁の肥厚とその周囲の肺実質にはすりガラス陰影がみられる。左S10bの胸膜直下には，小範囲に浸潤影がある。気管支肺炎から肺炎への進展が想定される。

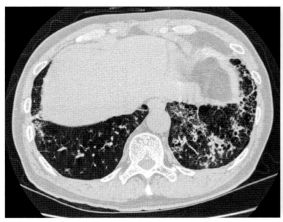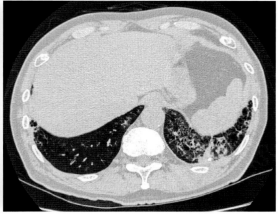

【臨床診断】

　#肺炎球菌性肺炎

肺炎球菌の尿中抗原が陽性になり，喀痰から肺炎球菌が検出された。

問20―【A】解答　1)，3)，5)

　吸気相の中半から大きな低音のクラックル（pleural crackles）が散発的に聴かれる。このクラックルは水泡音や捻髪音に比べ，大きく持続時間が長い。呼気相の初期に，同様のクラックルが散発的に聴かれる。スペクトログラムによる肺音図をみると，pleural crackles（縦縞）の強いエネルギー（赤色）は約400 Hz以下にある。

スペクトログラム

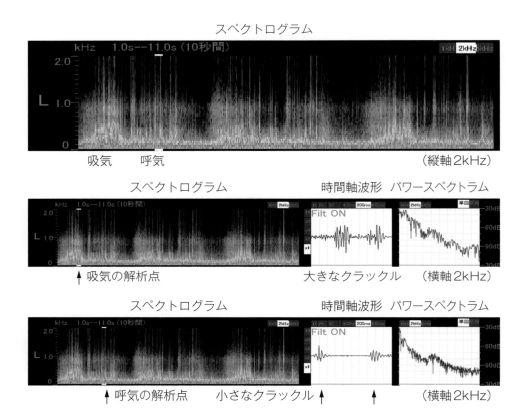

吸気　　呼気　　　　　　　　　　　　　　　　　　（縦軸2kHz）

スペクトログラム　　　　　　　　時間軸波形　パワースペクトラム

↑ 吸気の解析点　　　　　　　大きなクラックル　　（横軸2kHz）

スペクトログラム　　　　　　　　時間軸波形　パワースペクトラム

↑ 呼気の解析点　　　小さなクラックル ↑　　　↑　　（横軸2kHz）

吸気相と呼気相に聴かれる大きな低音のクラックルは，典型的なpleural cracklesで胸膜炎が考えられる。

【画像所見】

胸部CTでは，左胸腔にわずかに気胸がみられ（肺野条件），胸腔内には少量の胸水が貯留し，壁側および臓側胸膜は肥厚してみえる。

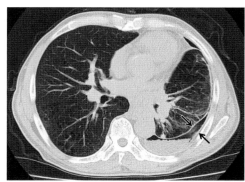 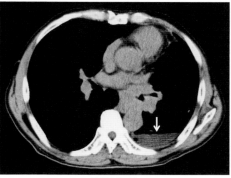

肺野条件　　　　　　　　　　　　　　　縦隔条件

【臨床診断】

\#がん性胸膜炎

胸水中からがん細胞（小細胞肺がん）が検出された。

索　引

参考文献

和文

1) 相川忠臣：出島の医学，長崎文献社，長崎，2012
2) 中村健太郎：図解雑学「音のしくみ」，ナツメ社，東京，2012
3) 望月　修，丸田芳幸：流体音工学入門―ゆたかな音環境を求めて，朝倉書店，東京，2012
4) 牛木辰男，小林弘祐：人体の正常構造と機能（1呼吸器）改訂第2版，日本医事新報社，東京，2012
5) 日本音響学会：音のなんでも小事典（ブルーバックス），p192，講談社，東京，2012
6) 川城丈夫，阿部直，菊池功次，米丸　亮，清川　浩：CDによる聴診トレーニング（呼吸音編）改訂第2版，南江堂，東京，2011
7) 工藤翔二，米丸　亮，長坂行雄，棟方　充，清川　浩，中野　博：第1回医師・看護師・コメディカルのための肺聴診アセスメント，肺音研究会（東京），2011
8) 棟方　充：「肺聴診のサイエンス」，第1回医師・看護師・コメディカルのための肺聴診アセスメント，肺音研究会（東京），2011
9) 桑平一郎 訳：ウェスト呼吸生理学入門（正常肺編），メディカル・サイエンス・インターナショナル，東京，2010

10) 大宿　茂：頸部聴診法の実際と病態別接触・嚥下リハビリテーション―聴診器でできる，日総研出版，東京，2009
11) 阪上公博：伝声管．日本音響学会誌64（4），261，2008
12) 川城丈夫，阿部　直，菊池功次，米丸　亮：CDによる聴診トレーニング（呼吸音編），南江堂，東京，2001
13) 大村敏郎：聴診器と注射器のふるさと，考古堂，新潟，1988
14) 三上理一郎ほか：特集「肺の聴診に関する国際シンポジウム」，日本医師会雑誌 94（12）：2050-69，1985
15) 宗田　一 解説：江戸科学古典叢書29「内服同功・済生備考」，恒和出版，東京，1980
16) 広沢弘七郎，関口守衛，宮里不二彦 監訳：J. Constant「ベットサイドの心臓病学」（第2版），南江堂，東京，1979
17) 沼田二郎・荒瀬進 訳：ポンペ「ポンペ日本滞在見聞記」，雄松堂，東京，1968
18) 風間　繁：聴診器の話―ラエネックからステレオまで，http://www.asahi-net.or.jp/~ig2s-kzm/story.html

英文

1) Bohadana A, Izbicki G, Kraman SS：Fundamentals of lung auscultation. N Engl J Med 370：744-51, 2014
2) West JB：Pulmonary pathophysiology, the Essentials. 8th ed. Baltimore, Lippincott Williams & Wilkins, 2013
3) Hogg JC, McDonough JE, Suzuki M：Small airway obstruction in COPD. Chest 143：1436-43, 2013
4) Swartz MH：Textbook of physical diagnosis, 6th ed. Philadelphia, Elsevier, 2010
5) Vyshedskiy A, Alhashem RM, Paciej R, Ebril M, Rudman I, Fredberg JJ, Murphy R：Mechanism of inspiratory and expiratory crackles. Chest 135：156-64, 2009
6) Murphy RLH：In defense of the stethoscope. Respiratory Care 53：355-69, 2008
7) Ochs M, Weibel ER：Functional design of the human lung for gas exchange. In Fishman AP (ed), Pulmonary diseases and disorders (4th ed). New York, McGraw-Hill, pp23-69, 2008
8) Paciej R, Vyshedskiy A, Bana D, Murphy R：Squawks in pneumonia. Thorax 59：177-8, 2004
9) Sovijärvi ARA, Malmberg LP, Charbonneau G, Vanderschoot J, Dalmasso F, Sacco C, Rossi M, Earis JE：Characteristics of breath sounds and adventitious respiratory sounds. Eur Respir Rev 10：591-6, 2000
10) Pasterkamp H, Kraman SS, Wodicka GR：State of the art-Respiratory sounds：advances beyond the stethoscope. Am J Respir Care Med 156：974-87, 1997
11) Takahashi K, Groher ME, Michi K：Methodology for detecting swallowing sounds. Dysphagia 9：54-62, 1994
12) Pürilä P, Sovijärvi ARA, Kaisla T, Rajala HM, Katila T：Crackles in patients with fibrosing alveolitis, bronchiectasis, COPD, and heart failure. Chest 99：1076-83, 1991
13) Wilkins RL, Dexter JR, Murphy RLH, DelBono EA：Lung sound nomenclature survey. Chest 98：886-9, 1990
14) Mikami R, Murao M, Cugell DW, Chetien J, Cole P, Meier-Sydow J, Murphy RLH, Loudon RG：International symposium on lung sounds. Chest 92：342-5, 1987
15) Sakula A：RTH Laënnec 1781-1826, his life and work：a bicentenary appreciation. Thorax 36：81-90, 1981
16) Bishop PJ：Evolution of the stethoscope. J Royal Society Med 73：448-56, 1980
17) Forgacs P：Lung sounds, London, Bailliére Tindall, 1978
18) Murphy RLH, Holford SK, Knowler WC：Visual lung-sound characterization by time-expanded wave-form analysis. N Engl J Med 296：968-71, 1977
19) Nath AR, Capel LH：Inspiratory crackles-early and late. Thorax 29：223-7, 1974
20) Forgacs P：Lung sounds. Brit J Dis Chest 63：1-12, 1969

著者紹介

岡　三喜男（おか・みきお）

1979年	佐賀県立武雄高等学校から長崎大学医学部卒業
	臨床と基礎の両立をめざして臨床研修：内科学第二講座（故 原耕平教授に師事），長崎市立市民病院（故 中野正心部長に師事），長崎県離島医療圏組合五島中央病院，高知県立西南病院（現 高知県立幡多けんみん病院）に総合内科医として勤務し，へき地医療に従事
1991年	米国国立癌研究所（NCI, NIH）内科治療部門へ留学
	臨床と基礎の融合をめざして，がん薬剤耐性の分子機構の研究に従事
1995年	長崎胸部腫瘍研究グループ（NTOG, Nagasaki Thoracic Oncology Group）を結成し，臨床研究と基礎研究を同時に平行して推進
2003年	肺音研究「聴音のデジタル処理による異常の検出」を始動
2004年	川崎医科大学 呼吸器内科学 主任教授
	未来を展望して研究分野を免疫腫瘍学へ転換し，がん免疫療法の開発に従事
2018年	川崎医科大学 免疫腫瘍学（寄附講座）特任教授
〜現在	肺がん免疫チェックポイント療法の血清バイオマーカーの一般実用化へ向けて孤軍奮闘している

姉妹書：読んで見てわかる免疫腫瘍学（中外医学社，2017）
趣　味：ジム・トレーニング，日本画鑑賞，茶碗鑑賞，水彩描画，医学史，Mac愛好家

川崎医科大学免疫腫瘍学ホームページ：
https://m.kawasaki-m.ac.jp/immuno-oncol/index.html

読む肺音 視る肺音 第2版

病態がわかる肺聴診学　　　　　定価（本体 2,600 円＋税）

2014 年 4 月 30 日　第 1 版発行
2020 年 4 月 20 日　第 2 版第 1 刷発行

著　者　　岡　三喜男
　　　　　おか　みきお

発行者　　福村　直樹
発行所　　金原出版株式会社

　　　　　〒113-0034　東京都文京区湯島 2-31-14
　　　　　電話　編集 (03) 3811-7162
　　　　　　　　営業 (03) 3811-7184
　　　　　FAX　　(03) 3813-0288　　　　　　ⓒ 岡　三喜男, 2014, 2020
　　　　　振替口座　00120-4-151494　　　　　　検印省略
　　　　　http://www.kanehara-shuppan.co.jp/　　　*Printed in Japan*

ISBN 978-4-307-10199-8　　　　　　　　　　印刷・製本／真興社
　　　　　　　　　　　　　　　　　　　　　装幀デザイン／ KuwaDesign